Eisele · Spieth
Bach-Blütentherapie

Bach-Blütentherapie

Beratung und Anwendung

Matthias Eisele, Tübingen
Arndt Spieth, Tübingen

Mit 38 Farbfotos aller Original Bach-Blüten

Deutscher Apotheker Verlag Stuttgart

Anschriften der Autoren:

Matthias Eisele
Arndt Spieth
Danziger Straße 18
72072 Tübingen
E-mail: matthias.eisele@web.de

Die in diesem Buch aufgeführten Angaben wurden sorgfältig geprüft. Dennoch können die Autoren und Verlag keine Gewähr für deren Richtigkeit übernehmen.

Ein Markenzeichen kann warenzeichenrechtlich geschützt sein, auch wenn ein Hinweis auf etwa bestehende Schutzrechte fehlt.

Bibliografische Information der Deutschen Nationalbibliothek
Die Deutsche Nationalbibliothek verzeichnet diese Publikation in der Deutschen Nationalbibliografie; detaillierte bibliografische Daten sind im Internet unter http://dnb.d-nb.de abrufbar.

ISBN 978-3-7692-4607-0

Jede Verwertung des Werkes außerhalb der Grenzen des Urheberrechtsgesetzes ist unzulässig und strafbar. Das gilt insbesondere für Übersetzungen, Nachdrucke, Mikroverfilmungen oder vergleichbare Verfahren sowie für die Speicherung in Anlagen zur Datenverarbeitung.

© 2008 Deutscher Apotheker Verlag
Birkenwaldstr. 44, 70191 Stuttgart
www.deutscher-apotheker-verlag.de
Printed in Germany

Satz und Innentypografie: Gerd Schweikert, Stuttgart
Druck und Bindung: W. Kohlhammer, Stuttgart
Umschlaggestaltung: Atelier Schäfer, Esslingen, unter Verwendung eines Fotos von Hans E. Laux

Vorwort

Die Apotheken sind Anlaufpunkt für Menschen, die Ihre Gesundheit erhalten oder verbessern wollen, die Krankheiten zu behandeln haben und Beratung in dieser Hinsicht wünschen.
Neben der Behandlung mit Arzneimitteln, die nach der gängigen Lehrmeinung in der naturwissenschaftlich-orientierten Medizin eingesetzt werden, sind auch Heilmittel der alternativen Heilmethoden immer gefragt. Eine bekannte Richtung dieser Komplementär-Medizin sind die Bach-Blütenessenzen. Auch hier wollen Ihre Kunden eine kompetente Beratung.

- Wie werden Rescue-Tropfen und Rescue-Creme angewendet und wozu?
- Welche Blütenessenzen sind für einen hilfesuchenden Patienten geeignet?
- Wie sind die rechtlichen Rahmenbedingungen für die Abgabe von Bach-Blütenessenzen oder Mischungen?
- Wie hat sich die Bach-Blütentherapie entwickelt und wer war Dr. Edward Bach?

Mit diesem Buch geben wir Ihnen neutrale Informationen an die Hand, um alle diese Fragen rund um die Bach-Blütentherapie sofort und fundiert beantworten zu können. So können Sie Ihr Wissen im Bereich der Bach-Blüten erweitern und auch auf diesem Gebiet Kompetenz zeigen. Nebenbei ist die Beschäftigung mit den Einzelessenzen auch sehr spannend und lebendige Bilder der entsprechenden Menschentypen können vor Ihrem Auge entstehen.

Tübingen im Sommer 2008   Matthias Eisele
                                           Arndt Spieth

Inhaltsverzeichnis

1	Bach-Blüten und naturwissenschaftliches Weltbild	8
2	Dr. Edward Bach – Kurzbiographie und Lebensphilosophie	9
3	Konzeptionelle Grundlagen der Bach-Blütentherapie	12
4	Übersichtsdarstellung der klassischen Bach-Blüten	14
5	Herstellung der Bach-Blütenessenzen	20
6	Anwendung und Dosierung	21
7	Bach-Blütenessenzen in der Apotheke	24
8	Erläuterung zu den Bach-Blüten-Beschreibungen	25
9	Die Original Bach-Blüten	27
	1 Agrimony	28
	2 Aspen	30
	3 Beech	32
	4 Centaury	34
	5 Cerato	36
	6 Cherry Plum	38
	7 Chestnut Bud	40
	8 Chicory	42
	9 Clematis	44
	10 Crab Apple	46

11	Elm	48
12	Gentian	50
13	Gorse	52
14	Heather	54
15	Holly	56
16	Honeysuckle	58
17	Hornbeam	60
18	Impatiens	62
19	Larch	64
20	Mimulus	66
21	Mustard	68
22	Oak	70
23	Olive	72
24	Pine	74
25	Red Chestnut	76
26	Rock Rose	78
27	Rock Water	80
28	Scleranthus	82
29	Star of Bethlehem	84
30	Sweet Chestnut	86
31	Vervain	88
32	Vine	90
33	Walnut	92
34	Water Violet	94
35	White Chestnut	96
36	Wild Oat	98
37	Wild Rose	100
38	Willow	102
39	Rescue	104
10	Repertorium	105
	Literaturverzeichnis	142
	Bildnachweis	143
	Sachregister	144
	Die Autoren	147

1. Bach-Blüten und naturwissenschaftliches Weltbild

Wir sind es gewohnt, medizinische Sachverhalte und den therapeutischen Einsatz von Arzneimitteln aus naturwissenschaftlicher Sicht zu betrachten. Die Forschung geht so nahe wie möglich an die Einzelheiten der Vorgänge im menschlichen Körper heran, um die Entstehung, den Verlauf und die Therapie von Erkrankungen zu erklären. Von diesem Denken sind wir geprägt.
Die Bach-Blütentherapie hat jedoch keine naturwissenschaftliche Grundlage oder Erklärung, denn sie ist nicht auf dem Hintergrund eines hauptsächlich naturwissenschaftlichen Weltbildes gefunden worden. Es ist nicht unser Anliegen, einen Beweis der Wirksamkeit der Bach-Blütenessenzen zu führen oder die Wirkungsweise auf naturwissenschaftliche Art zu erklären. Dr. Bach versuchte den Menschen durch sein Verhalten, seine geistigen und emotionalen Muster zu verstehen. Wie in den folgenden Kapiteln genauer erläutert, hält er diese „Konstitution" des jeweiligen Menschen als grundlegend für die Entstehung von Krankheit oder die Erhaltung von Gesundheit und Wohlbefinden. Welchen Einfluss die Einstellung zum Leben und der Umgang mit den Höhen und Tiefen der eigenen Biographie auf die Gesundheit hat, haben Sie vielleicht schon selbst feststellen können.

Die Bach-Blüten hat Dr. Bach auf rein intuitive Weise gefunden, ebenso die Art der Herstellung und Anwendung, wir können daher keine naturwissenschaftlich befriedigende Erklärung hierfür geben. Wollen Sie sich trotzdem mit der Bach-Blütentherapie befassen, so eröffnen sich interessante Einblicke in die Struktur des Inneren.

2. Dr. Edward Bach – Kurzbiographie und Lebensphilosophie

Anfänge und philosophische Grundlagen der Bach-Blütentherapie

Der am 24. September 1866 in Mosley bei Birmingham geborene Edward Bach studierte Medizin am Londoner University College Hospital und erhielt 1914 seine Approbation. Anschließend arbeitete er als Chirurg und medizinischer Leiter der Unfallstation des University College Hospital in London und wurde Assistent in der bakteriologischen und immunologischen Abteilung. Er stellte die Hypothese auf, dass je nach Krankheit bestimmte Bakterienstämme im Darm stärker vertreten sind als beim Gesunden. Daraufhin produzierte er aus den verstärkt auftretenden Bakterienstämmen Nosoden, die er den Patienten injizierte. Der Erfolg war überraschend groß und fand damals auch Anklang bei seinen Kollegen.

Die Vielfalt der im menschlichen Darm vorkommenden Bakterien wurde von ihm in 7 Gruppen eingeteilt: Proteus, Dysenterie, Morgan, Faecalis alkaligenes, Coli mutable, Gaertner, Nr.7 (heute Edwardsiella).

Dr. Bach entwickelte dann ein Testverfahren, mit dem er feststellen wollte, welcher Bakterienstamm überwog und welche Nosode angebracht war. Jeder seiner 7 Nosoden ordnete er darüber hinaus 7 spezifische Gemütssymptome der Patienten zu.

1917 erkrankte er 3 Monate nach dem Tod seiner ersten Frau an einem Milztumor. Die Ärzte prognostizierten ihm nur noch eine sehr kurze Lebenszeit. Dr. Bach überwand jedoch diese Krankheit und wechselte nach seiner Genesung an das Londoner Homeopathic Hospital, wo er sich nun auch mit den Ideen Hahnemanns beschäftigte. Dort stellte er bald fest, dass es zwischen seinen Entdeckungen und denen Hahnemanns viele Übereinstimmungen gab. Er produzierte nun die sogenannten Bach-Nosoden nach den homöopathischen Regeln als Pulver oder Tabletten und konnte dadurch auf Injektionen verzichten.

1920 eröffnete er eine gutgehende Allgemeinpraxis mit Labor in der berühmten Londoner Ärztestraße „Harley Street". Bachs Forschungsarbeiten konzentrierten sich nun verstärkt auf die Suche nach „reineren" Heilmitteln mit dem Ziel, die Nosoden durch Mittel aus Pflanzen zu ersetzen. Sein Augenmerk lag dabei zunehmend auf den psychischen Komponenten im Krankheitsgeschehen.

1928 fand er bei Wanderungen durch Wales auf intuitive Weise seine ersten 3 „Bach-Blüten": Impatiens, Mimulus und Clematis.

1930 gab er seine Londoner Praxis auf, um sich in ruhiger ländlicher Umgebung ganz der Erforschung von natürlichen Heilmethoden zu widmen. In einsamen Wanderungen durchstreifte er die Wälder von England und Wales auf der Suche nach geeigneten Pflanzen.

1931 schrieb er sein erstes kleines Buch „Heal Thyself" (Heile Dich selbst), ein theoretischer Beitrag zu seiner Auffassung von Mensch und Welt, Gesundheit und Krankheit.

Bis 1933 hatte er 19 seiner „neuen Heilmittel" gefunden, die er anfangs noch in die „12 Heiler" und „7 Helfer" unterschied. Im gleichen Jahr gab er die Broschüre „The Twelfe Healers and Other Remedies" (Die zwölf Heiler und andere Heilmittel) heraus, in der er die endgültige Formulierung seiner Heilmethode darstellte.
Während der Wintermonate behandelte er mit diesen Blütenessenzen viele Patienten kostenlos. Nachdem er anfangs die Blüten noch homöopathisch aufbereitet hatte, wendete er nun ein spezielles Herstellungsverfahren, die Sonnenmethode, an.

1934 ließ sich Dr. Bach in Sotwell im Tal der Themse nieder, wo die meisten seiner gefundenen Pflanzen wachsen. Hier entdeckte er 19 weitere Heilmittel, vorwiegend aus Baumblüten, und wendete dafür auf Grund der frühen Blütezeit meist ein zweites Herstellungsverfahren, die Kochmethode, an.

1936 betrachtete Bach seine Methode als abgeschlossen und begann mit Vortragsreisen, um seine Erkenntnisse einer breiten Öffentlichkeit zugänglich zu machen.

Am 27. November 1936 starb er überraschend an Herzversagen.

Wenn Sie etwas mehr über die Persönlichkeitsstruktur und das Weltbild von Dr. Edward Bach wissen wollen, lohnt es sich, sein Werk „Heile Dich selbst", das er 1931 verfasst hat, zu lesen. Er gibt in diesem Buch „Heal Thyself" tiefe Einblicke in sein Verständnis von Krankheit und Heilung, wie auch seine Auffassung von der Welt und vom Menschen.

Zum besseren Verständnis seiner Lebensphilosophie sowie seines Wirkens – auch im Hinblick auf seine Blütentherapie – sollen nachfolgend einige besonders aussagefähige Passagen aus der deutschen Übersetzung seines Buches zitiert und kommentiert werden (Bach, E., Petersen, J.-E. R. (2000): Heile dich selbst mit den Bachblüten, Droemer/Knaur Verlag, München).

Dr. Bach verfolgte eine monistische Philosophie, also eine Einheitslehre, nach der alles miteinander verbunden ist. Alle Handlungen eines Menschen haben demnach auch direkte Auswirkungen auf den Handelnden. Sind negative Eigenschaften hinter diesen Handlungen wie Stolz, Egoismus oder Grausamkeit, so sind dies Taten gegen die Einheit, mit den entsprechenden Folgen auch für den Ausführenden. Bach schreibt:

„...dass es zwei grundlegende krankheitsverursachende Fehlerquellen gibt: Erstens die Trennung von Seele und Persönlichkeit und zweitens Grausamkeit oder falsches Verhalten gegenüber anderen, denn das ist eine Sünde gegen die Einheit."

Negative Eigenschaften der Persönlichkeit führen nach Bachs Meinung zu Handlungen gegen diese Einheit. Um die Charaktermängel zu beheben, muss die entgegengesetzte Tugend entwickelt werden:

„Die eigentlichen Grundkrankheiten des Menschen sind Fehler wie Stolz, Grausamkeit, Hass, Eigenliebe, Unwissenheit, Unsicherheit und Habgier."

„Krankheit lässt sich verhüten und heilen, wenn wir den Mangel in uns selbst entdecken und dadurch ausmerzen, ... indem wir die ihm entgegengestellte Tugend in so mächtigem Maße entfalten, dass sie den Mangel aus unserem Wesen hinwegfegt."

Ärzte müssen sich nach Dr. Bach selbst aus allen Abhängigkeiten befreit haben, um in Ruhe und Meditation dem Kranken helfen zu können, seine Persönlichkeitsmängel zu entdecken und zu beheben. Wirtschaftlicher Zwang im Gesundheitswesen verhindert diese richtige Behandlung durch die Ärzte:

„Das System mit seinen wirtschaftlichen Zwängen lässt dem Arzt nicht die nötige Zeit für eine ruhige, friedliche Behandlung und nicht die Gelegenheit zur notwendigen Meditation, Besinnung und Dankbarkeit, die jeder braucht, der sein Leben dem Dienst an Kranken widmet."

Als Mittel zur Prophylaxe und Heilung dienen Meditation und Heilmittel aus der Natur. Diese Heilmittel werden aus den „schönsten Pflanzen und Kräutern" hergestellt:

„Die Heilkunst wird aus der Domäne rein physischer Behandlungsmethoden des Körpers weiterschreiten zu spirituellem und mentalem Heilen."

„Unter den verschiedenen Arten von Heilmitteln, die dann verwendet werden, werden sich solche befinden, die aus den schönsten Pflanzen und Kräutern gewonnen sind, die in der Apotheke der Natur wachsen und die aus göttlicher Hand mit Heilkräften angereichert sind für Geist und Körper des Menschen."

Diese Aussagen geben Einblick in das philosophische Gedankengut von Dr. Edward Bach, das schließlich die Grundlage für die Entwicklung seiner Bach-Blütentherapie schuf.

3. Konzeptionelle Grundlagen der Bach-Blütentherapie

Die sieben Hauptgruppen der Blütenessenzen

Dr. Edward Bach hatte im Laufe seines Lebens und seiner medizinischen Praxis ein Krankheits- und Menschenbild entwickelt, das versucht, hinter jeder Erkrankung Sinn und Ursache im Menschen selbst zu erkennen:
Für Bach war Krankheit „…. das Ergebnis eines Konfliktes zwischen Seele und Gemüt …"
(Bach, E. (2006): Die Bach-Blütentherapie. Entstehung, Grundlagen und Praxis, 1. Aufl. Droemer/Knaur Verlag, München).

Er begründete diesen Konflikt durch krankmachende Gemütszustände, die er in sieben Hauptgruppen unterteilte: Angst, Unsicherheit, Ungenügendes Interesse an der Gegenwartssituation, Einsamkeit, Überempfindlichkeit gegenüber fremden Einflüssen und Ideen, Mutlosigkeit/Verzweiflung, Übergroßes Sorgen um andere.

Diese sieben Gemütszustände wiederum sah Bach durch 38 krankmachende „disharmonische Seelenzustände der menschlichen Natur" (begründet in 38 Persönlichkeitstypen) verursacht.

Für Dr. Bach konnte eine echte Heilung nur erfolgen, wenn es dem Patienten gelingt, die ihn beeinträchtigenden negativen Gemütszustände durch Arbeit an sich zu überwinden. Zur Unterstützung für diese innere Arbeit wollte er dazu passende Blütenessenzen einsetzen. Somit ordnete er – untergliedert in sieben Hauptgruppen – den krankheitsverursachenden Seelenzuständen 37 Blütenessenzen zu. Für einen der negativen Gemütszustände wählte er Quellwasser.

Zuordnung der von Dr. Bach zusammengefassten 7 Hauptgruppen der negativen Gemütszustände zu seinen 37 Blütenessenzen und Rock Water:
Laut Dr. Edward Bach haben seine aus Blüten hergestellten Essenzen „die Kraft, die Schwingungsfrequenz in unserem Körper zu erhöhen und so mit der spirituellen Energie in Kontakt zu bringen, die den Körper und Geist reinigen und die Heilung bringen soll." Im Laufe seiner Forschungen soll er eine so hohe Sensitivität entwickelt haben, dass er angeblich nur ein Blütenblatt der betreffenden Pflanze auf die Zunge legen musste, um ihre spezifische Wirkkraft auf die Reaktionen in Körper und Gemüt zu erfühlen.

KONZEPTIONELLE GRUNDLAGEN 3

Negative Gemützustände	Zugeordnete Bach-Blüten
1. Angst	Aspen, Cherry Plum, Mimulus, Red Chestnut, Rock Rose
2. Unsicherheit	Cerato, Gentian, Gorse, Hornbeam, Scleranthus, Wild Oat
3. Ungenügendes Interesse an der Gegenwartssituation	Clematis, Chestnut Bud, Honeysuckle, Mustard, Olive, White Chestnut, Wild Rose
4. Einsamkeit	Heather, Impatiens, Water Violet
5. Überempfindlichkeit gegenüber fremden Einflüssen und Ideen	Agrimony, Centaury, Holly, Walnut
6. Mutlosigkeit, Verzweiflung	Crab Apple, Elm, Larch, Pine, Oak, Star of Bethlehem, Sweet Chestnut, Willow
7. Übergroßes Sorgen um andere	Beech, Chicory, Rock Water, Vervain, Vine

4. Übersichtsdarstellung der klassischen Bach-Blüten

Die 38 Blütenessenzen kurz und bündig

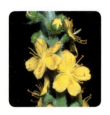

1 Agrimony

Gespielte Fröhlichkeit und Sorglosigkeit aus übergroßem Harmoniebedürfnis

2 Aspen

Hohe Sensibilität mit Ängsten ohne erkennbare Ursache

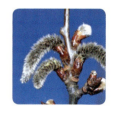

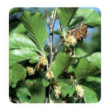

3 Beech

Offene oder verborgene Kritiksucht und Engstirnigkeit

4 Centaury

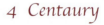

Unterordnung aus Willensschwäche

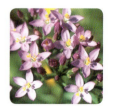

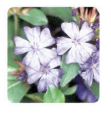

5 Cerato

Mangelndes Vertrauen in die eigene Urteilskraft

ÜBERSICHTSDARSTELLUNG

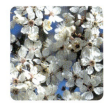

6 Cherry Plum

Starke Emotionen führen zu extremer innerer Anspannung

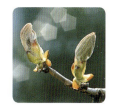

7 Chestnut Bud

Lernt nichts aus eigenen Erfahrungen

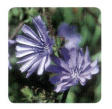

8 Chicory

Kontrollierend und überfürsorglich, um im Mittelpunkt zu stehen

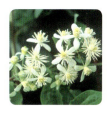

9 Clematis

Lebt in einer Traumwelt mit Desinteresse an der Realität

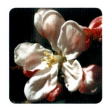

10 Crab Apple

Zwanghafte Sauberkeit und Ordnung

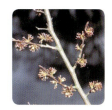

11 Elm

Plötzliche Angst, in schwierigen Lebenssituationen zu versagen

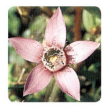

12 Gentian

Mutlosigkeit und schnelles Aufgeben durch mangelndes Vertrauen

15

ÜBERSICHTSDARSTELLUNG

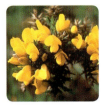

13 Gorse

Resignation, ohne Hoffnung auf Verbesserung

14 Heather

Egozentrisch, will immer im Mittelpunkt stehen

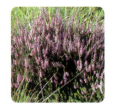

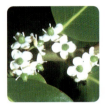

15 Holly

Wird von negativen Emotionen beherrscht

16 Honeysuckle

Gedanklich immer in der Vergangenheit

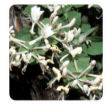

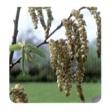

17 Hornbeam

Mentale Erschöpfung

18 Impatiens

Ungeduldig, schnell und hektisch

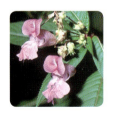

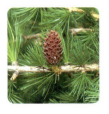

19 Larch

Mangelndes Selbstvertrauen

ÜBERSICHTSDARSTELLUNG 4

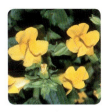

20 Mimulus

Vielerlei konkrete Ängste

21 Mustard

Plötzliche tiefe Traurigkeit ohne erkennbaren Anlass

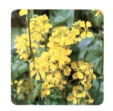

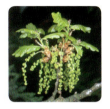

22 Oak

Zu viel Ehrgeiz und Pflichtgefühl führen zu Überarbeitung

23 Olive

Totale Erschöpfung und Kraftlosigkeit

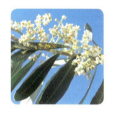

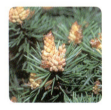

24 Pine

Übertriebene Schuldgefühle

25 Red Chestnut

Zu viele Sorgen um andere, zu wenig um sich selbst

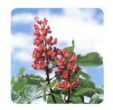

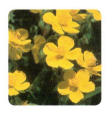

26 Rock Rose

Angst- und Panikzustände

4 ÜBERSICHTSDARSTELLUNG

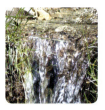

27 Rock Water

Extreme Selbstdisziplin, um hohen Idealen gerecht zu werden

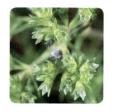

28 Scleranthus

Rascher Stimmungs- und Meinungswechsel

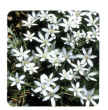

29 Star of Bethlehem

Folgen unverarbeiteter traumatischer Erlebnisse

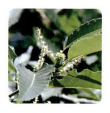

30 Sweet Chestnut

Verzweiflung aus Hoffnungslosigkeit

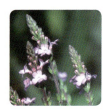

31 Vervain

Missionarischer Übereifer

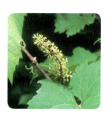

32 Vine

Machtgier und Rücksichtslosigkeit

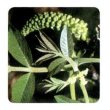

33 Walnut

Unsicherheit bei der Verwirklichung von Entscheidungen

ÜBERSICHTSDARSTELLUNG 4

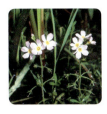

34 Water Violet

Gestörte Kommunikation durch distanziertes Verhalten

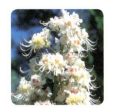

35 White Chestnut

Gedanken kreisen ständig, kommen nicht zur Ruhe

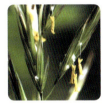

36 Wild Oat

Richtungslosigkeit, Lebensziele sind unklar

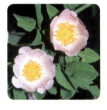

37 Wild Rose

Resignation, das Leben scheint nichts mehr zu bieten

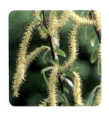

38 Willow

Verbitterung und Groll wegen des eigenen Schicksals

5. Herstellung der Bach-Blütenessenzen

Die Blüten werden auch heute noch an den von Dr. Bach festgesetzten Standorten gesammelt und dort nach speziellen „Potenzierungsmethoden" (Sonnen- und Kochmethode) verarbeitet und in Vorratsflaschen, den „Stockbottles" abgefüllt.

Bei der Sonnenmethode werden die Blüten an einem sonnigen, wolkenlosen Tag morgens gepflückt. Als Schutz wird ein Blatt zwischen Daumen und Zeigefinger genommen, damit die Blüten keinen Kontakt mit der menschlichen Haut bekommen. Dann werden so viele Blüten in eine Schüssel mit Quellwasser gegeben, bis die Oberfläche dicht bedeckt ist und für etwa 3 bis 4 Stunden in die Sonne gestellt, bis sie zu welken anfangen. Das so „imprägnierte" Wasser wird nun in Flaschen gegossen, die mit Alkohol präpariert sind.

Die Kochmethode wird bei Blüten von Bäumen und Sträuchern und bei Pflanzen, die in der sonnenarmen Jahreszeit blühen, angewandt. Dabei werden die Blüten und Knospen eine halbe Stunde ausgekocht, der Sud mehrfach gefiltert und ebenfalls in Vorratsflaschen mit Alkohol gefüllt.
Bach sah in diesen Verfahren gegenüber dem Herstellungsprozess homöopathischer Mittel den Vorteil:
„Es ist keine Zerstörung oder Beschädigung des Pflanzenwesens notwendig. Die Blüte, in der sich die Wesensenergie der Pflanze konzentriert, wird im Stadium der Vollreife oder Vollendung, also kurz vor dem Abfallen gepflückt."

6. Anwendung und Dosierung

Die geeigneten Bach-Blüten finden

Für die Behandlung müssen zuerst die passenden Bach-Blüten gefunden werden. Häufig treffen die Beschreibungen für mehrere Essenzen auf den seelischen Zustand eines Menschen zu. Daher werden oft Mischungen aus mehreren Bach-Blütenessenzen hergestellt, um die Befindlichkeit des Patienten in seiner Gesamtheit zu erfassen und zu harmonisieren.

Ein bis höchstens sieben Essenzen werden in einer Behandlungslösung gemischt, wie im Abschnitt „Anwendung der Bach-Blüten" beschrieben. Mehr als sieben verschiedene Essenzen sind normalerweise nicht notwendig, obwohl man sicher Anteile aller 38 in jedem Menschen finden kann. Das Augenmerk ruht auf den störenden, krankmachenden Anteilen eines Menschen, die Ausgleich und Heilung benötigen. Werden mehr als sieben Bestandteile verwendet, soll die gezielte Wirkung immer mehr verloren gehen und sich schließlich ganz verwischen.

So werden die geeigneten Blütenessenzen ermittelt:

Man braucht etwas Zeit, um herauszufinden welche Eigenschaften und seelischen Zustände des Patienten im Moment besonders auffallend sind und das Allgemeinbefinden stören. Dazu notiert man Stichworte, die häufig auftauchen oder Befindlichkeiten, die besonders im Vordergrund stehen. Nach diesen Stichworten schlägt man im Repertorium am Ende dieses Buches nach und notiert die passenden Bach-Blüten. Nun werden die am häufigsten gefundenen Blüten ausgewählt und bei der Beschreibung der jeweiligen Blütenessenz im Kapitel „Die Original Bach-Blüten" nachgelesen. Hier kann überprüft werden, ob das Gesamtbild der gefundenen Essenzen mit der Befindlichkeit des Patienten übereinstimmt und besonders wichtige Aspekte getroffen werden. Auf diese Weise wählt man bis zu sieben verschiedene Bach-Blüten aus, um den momentanen Zustand des Patienten zu erfassen.

Eine weitere Methode, geeignete Blütenessenzen auszuwählen, bedient sich sogenannter Bach-Blüten-Kartensets. Diese Kartensets enthalten Bildkarten mit Fotografien der Bach-Blüten. Die Abbildungen sind so gewählt, dass sie den Charakter der Blüten treffen. Aus diesen Fotografien wählt sich der Patient intuitiv Karten aus, die ihn momentan besonders ansprechen und berühren. So können bis zu sieben Karten gewählt werden. Dann empfiehlt es sich, die Beschreibungen der Bach-Blüten zu lesen und zu entscheiden, ob die Auswahl dem Patienten in irgend einer Weise entspricht. Die Behandlungslösung kann dann entsprechend zusammengestellt werden.

Anwendung der Bach-Blüten

Verschiedene Arten von Lösungen zur inneren Anwendung:

Wird schnell eine Bach-Blütenessenz benötigt, kann man diese unverdünnt auf die Zunge träufeln. Dazu werden bei Erwachsenen meist 1-2 Tropfen je Essenz, bei Kindern 1 Tropfen verwendet. Rescue-Remedy wird doppelt so hoch dosiert. Dies kann in akuten Zuständen auch alle 10 Minuten geschehen. Die Herstellung einer verdünnten Lösung mit Wasser wird jedoch allgemein empfohlen.

Ist die innere Harmonie des Menschen stark beeinträchtigt, ist die „Wasserglasmethode" gut geeignet, um eine intensive Behandlung zu erreichen. Hierzu werden von den ausgewählten Essenzen morgens 2 Tropfen in ein großes Glas mit Wasser gemischt, von Rescue Remedy werden 4 Tropfen verwendet. Dann wird diese Blütenmischung in kleinen Schlucken über den Tag verteilt eingenommen, bei Bedarf können auch mehrere Gläser nach dieser Methode hergestellt und am selben Tag noch verwendet werden. Man kann diese Lösung natürlich auch in eine kleine Flasche füllen, um die Behandlung unterwegs fortsetzen zu können.

Für eine längere Anwendung ist die Herstellung einer Behandlungslösung besonders empfehlenswert. Zunächst erfolgt die Herstellung einer Basislösung:
Als Grundlage dient ein kohlensäurefreies Mineralwasser, welches mit mindestens 15 Volumenprozent Alkohol angereichert wird, um die Haltbarkeit zu gewährleisten. Der Alkohol kann aus Weinbrand oder auch reinem Alkohol (Ethanol) stammen. In diese Basislösung werden die gewählten Blütenessenzen gemischt. Diese Basislösung kann in der Apotheke hergestellt werden. Will der Patient selbst eine Basislösung herstellen, kann er dies folgendermaßen tun: Zwei Drittel kohlensäurefreies Mineralwasser werden gemischt mit einem Drittel ca. 45-prozentigem Weinbrand. Dies ergibt die fertige Basislösung. Je 10 ml der Basislösung wird pro Blütenessenz ein Tropfen der Vorratsflasche (Stockbottle) hinzugefügt. Beispielsweise werden für 30 ml einer Behandlungslösung jeweils 3 Tropfen der ausgesuchten Bach-Blütenessenzen in die Basislösung gemischt. Von der Rescue Remedy, falls diese benötigt wird, werden 2 Tropfen je 10 ml Basislösung zugemischt.

Möglichkeiten der innerlichen Anwendung:

Unverdünnte Anwendung → schnelle, kurzfristige Einnahme

Wasserglasmethode → intensive, mittelfristige Einnahme

Behandlungslösung → längerfristige Einnahme

Weitere Möglichkeiten der Anwendung:

Werden körperliche Beschwerden durch seelisches Ungleichgewicht verursacht, können Bach-Blütenessenzen zusätzlich auch äußerlich verwendet werden. Häufig besteht ein Bedürfnis hierfür, beispielsweise bei Hauterscheinungen, Missempfindungen oder starker körperlicher Erschöpfung.

Folgende Arten der äußerlichen Anwendung sind möglich:

- Auflagen oder Wickel werden mit mindestens sechs Tropfen der jeweiligen Stockbottles pro halbem Liter Flüssigkeit getränkt.
- Bach-Blüten in Lotionen und Cremes werden ebenfalls mit mindestens sechs Tropfen der jeweiligen Konzentratlösungen je halbem Liter angereichert.
- Rescue-Creme gibt es als fertiges Arzneimittel. Sie wird mehrmals täglich dünn auf gereizte oder erkrankte Hautstellen aufgetragen.

ANWENDUNG UND DOSIERUNG | 6

- Bäder werden mit 5 Tropfen je Bach-Blütenkonzentrat eingesetzt.

Dosierung:

Die Dosierung der Bach-Blüten wird sehr unterschiedlich gehandhabt. Dr. Edward Bach lässt in seinem Buch „Die zwölf Heiler und andere Heilmittel" große Freiheit in der Dosierung, sowohl bei der Menge, als auch in der Häufigkeit. Durch die Unschädlichkeit der Mittel können keine Überdosierungen auftreten. Er empfiehlt die Verdünnung der Konzentrate mit Wasser. Die Einnahme kann, falls dies notwendig erscheint, alle paar Minuten erfolgen, auch halbstündlich oder nur wenige Male am Tag.

Wir empfehlen für die Anwendung im akuten Fall eine halbstündliche Anwendung. Wird eine Bach-Blütenmischung längerfristig eingenommen, reicht eine 3- bis 4-malige Anwendung pro Tag aus.

Auch bei der Einnahmemenge gibt es sehr unterschiedliche Empfehlungen. Meist sind 5 Tropfen bei Erwachsenen und 3 Tropfen bei Kindern die angewendete Einzelgabe.

7. Bach-Blütenessenzen in der Apotheke

Gesetzliche Rahmenbedingungen

Recht häufig erkundigen sich Kunden in der Apotheke nach Bach-Blüten und Bach-Blütenmischungen. Wie sehen nun die rechtlichen Grundlagen von Bezug und Abgabe dieser Produkte aus?

Bach-Blütenessenzen werden durch die arzneiliche Zweckbestimmung und die entsprechende Literatur in Deutschland als Arzneimittel eingestuft. Weil sie die Voraussetzungen für die Freiverkäuflichkeit von Arzneimitteln nicht erfüllen, sind sie auch apothekenpflichtig.

Der Bezug erfolgt nach § 73 Abs. 3 des Arzneimittelgesetzes auf Einzelbestellung, eine Vorratshaltung in der Apotheke ist nicht gestattet. Auf den Wunsch eines Patienten hin können die gewünschten Bach-Blütenessenzen aus Großbritannien importiert, bzw. über einen Importeur bezogen werden. Dazu ist keine Verschreibung nötig. Der Import muss in der Importarzneimitteldokumentation festgehalten werden, wie alle anderen, aus dem Ausland nach § 73 AMG importierten Arzneimittel.

Die rezepturmäßige Herstellung von Bach-Blütenmischungen oder verdünnten Bach-Blütenbehandlungslösungen ist nicht erlaubt. Die Apothekenbetriebsordnung schreibt in § 11 Abs. 1 Satz 1 die Überprüfung der Qualität von Ausgangsstoffen für die Rezeptur vor; dies kann mangels entsprechender Monographien und Analytik nicht durchgeführt werden.

Das Wichtigste in Kürze

- Bach-Blütenessenzen sind in Deutschland apothekenpflichtig
- Einzelimport nach § 73 AMG Abs. 3 mit Dokumentation
- Keine Vorratshaltung
- Rezepturmäßige Herstellung von Verdünnungen oder Bach-Blütenmischungen in Apotheken ist nicht erlaubt

8. Erläuterungen zu den Bach-Blüten-Beschreibungen

Botanik

Hier wird der botanische Namen der Stammpflanze, aus deren Blüten die entsprechende Bach-Blütenessenz hergestellt wird, genannt. Außerdem ist eine gängige deutsche Bezeichnung dieser Pflanze und deren Zugehörigkeit zu einer Familie angegeben.

Herstellungsmethode

Wie in Kapitel 5 beschrieben, werden die Essenzen nach zwei verschiedenen Methoden hergestellt, der Sonnen- oder der Kochmethode. Hier wird die jeweils angewendete Herstellungsmethode erwähnt. Die genauere Beschreibung finden Sie in Kapitel 5.

Kurzcharakteristik des jeweiligen Seelenzustandes

Dr. Bach ging davon aus, dass bestimmte Seelen- oder Gemütszustände die Grundlage für den Verlust an Harmonie und Gesundheit legen.
Dieser Abschnitt beschreibt zuerst stichwortartig die typischen Verhaltensweisen im disharmonischen Zustand. Diese Gemütsverfassung charakterisiert Menschen, denen nach der Bach-Blütentherapie, mit der entsprechenden Blütenessenz geholfen werden kann. Alle 38 Essenzen haben ihre eigene Charakteristik und beschreiben Charaktereigenschaften und Verhaltensweisen, die uns allen bekannt sind. Wie wir aus der psychosomatischen Medizin wissen, haben die Denkweise und die Verhaltensmuster von Menschen großen Einfluss auf ihre Gesundheit. So will die Bach-Blütentherapie auch zu mehr Menschen- bzw. Selbsterkenntnis verhelfen, um die Voraussetzungen zu einem gesunden Umgang mit dem Leben zu legen.

Der kürzere Teil zum Persönlichkeitspotenzial bei harmonischer Entwicklung soll, kurz gefasst, die besonderen Resourcen von Menschen aufzeigen, die dem entsprechenden Menschentyp dieser Blütenessenz entsprechen.

Beschreibung

Hier wird noch einmal etwas eindrücklicher der Menschentyp beschrieben, der, nach der gängigen Auffassung von Bach-Blüten-Therapeuten, von der Anwendung dieser Blütenessenz profitieren wird.

Wirkungsrichtung der jeweiligen Essenz

Hier können Sie sehen, welche Eigenschaften und Gemütsverfassungen durch die entsprechende Bach-Blütenessenz unterstützt und gestärkt werden sollen, um mehr Harmonie in Seele, Geist und Körper zu schaffen.

9. Die Original Bach-Blüten

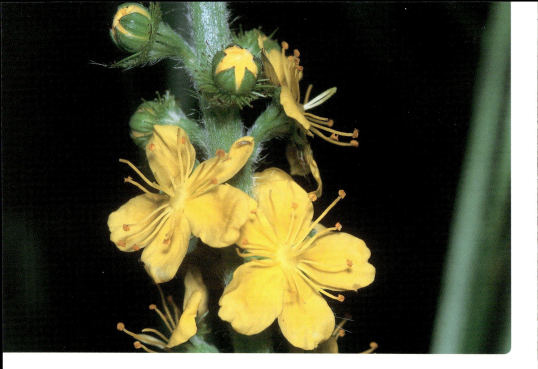

1 Agrimony

Gespielte Fröhlichkeit und Sorglosigkeit aus übergroßem Harmoniebedürfnis

Botanik

Agrimonia eupatoria L., Gemeiner Odermennig, Familie: Rosaceae

Merkmale: Gelbblühende Staude von 30-130 cm Höhe. Gelbe Blüten, die in einer langgestreckten, ährenartigen Traube erscheinen

Blütezeit: Juni bis August

Standort: Halbtrockenrasen, Wegraine, sonnige Waldränder, liebt Wärme und lockere Böden

Herstellungsmethode

Agrimony wird nach der Sonnenmethode hergestellt (siehe Kapitel 5)

Kurzcharakteristik des Agrimony-Seelenzustandes

Typische Verhaltensweisen im disharmonischen Zustand:

- Vermeidet Streit und Konflikte „um des lieben Friedens willen"
- Gerät durch Missstimmungen und Streit in seelische Bedrängnis
- Möchte es allen recht machen
- Starkes Bedürfnis nach Harmonie
- Verbirgt Sorge und inneren Schmerz hinter einer Fassade von Fröhlichkeit und Sorglosigkeit
- Spricht keine eigenen Probleme an, gesteht sie nicht einmal ein, wenn er/sie darauf angesprochen wird

- Bekennt sich nicht zur Wahrheit und geht Konflikten aus dem Weg
- Rastlos und immer in Bewegung, um nicht zum Nachdenken zu kommen
- Nicht gern allein, um keine quälenden Gedanken aufkommen zu lassen
- Greift zu Genussmitteln und Drogen, um die erwünschte Stimmung der Fröhlichkeit und Sorglosigkeit zu erreichen
- Verbirgt hinter gespielter Unbekümmertheit und Lustigkeit die unangenehmen Gefühle, auch vor sich selbst
- Ist schlaflos durch Sorgen und Grübeln

Persönlichkeitspotenzial bei harmonischer Entwicklung:

- Offenheit, Ehrlichkeit und Konfrontationsfähigkeit, auch den eigenen Gefühlen gegenüber
- Harmonie und innerer Frieden

Beschreibung

Menschen, denen nach der Bach-Blütentherapie Agrimony empfohlen werden kann, versuchen die dunklen Seiten ihres Lebens nicht zur Kenntnis zu nehmen und negative Erfahrungen zu verdrängen. Sie wollen und können keine unangenehmen und schmerzhaften Zustände ertragen, weil sie sehr empfindlich und beeinflussbar sind. Daher erscheinen sie meist höchst unbekümmert, liebenswert und fröhlich, was es manchmal erschwert, den Agrimony-Zustand zu erkennen. Diese Fröhlichkeit kann auch unecht und künstlich wirken und verstärkt mit der Zeit die verdrängten, unerwünschten Gefühle.

In Gesellschaft sind sie gerne Witzbolde und sehr unterhaltsam, Kinder spielen gerne den „Pausenclown". Sie stürzen sich in vielerlei Aktivitäten und Beschäftigungen, vom Sportverein bis zum Sprachkurs, um nicht ins Grübeln und Nachdenken zu kommen. Je mehr sie nach außen hin Heiterkeit und Unbeschwertheit vortäuschen, umso mehr verlieren sie diese in ihrem Inneren.

Um die gewünschte Stimmung der Fröhlichkeit und Leichtigkeit zu erhalten, sind Menschen im Agrimony-Zustand gerne bereit, Genussmittel, Alkohol, Tabletten oder Drogen zu konsumieren. Sie sind innerlich stark angespannt, nervös und ruhelos. Daher versuchen manche, dies auch durch übermäßiges Arbeiten und/oder Essen zu verdrängen.

Wirkungsrichtung der Agrimony-Essenz

Agrimony ist nach Dr. Bach das Mittel für die Ehrlichkeit. Agrimony soll die Konfliktfähigkeit und Offenheit, auch den eigenen Gefühlen gegenüber, unterstützen. Es soll helfen, die Gefühle und Sorgen wahrzunehmen und zuzulassen und damit echter und zufriedener zu werden. Spannungszustände und Unruhe sollen dadurch nachlassen und Raum geben für Ruhe und echte Harmonie.

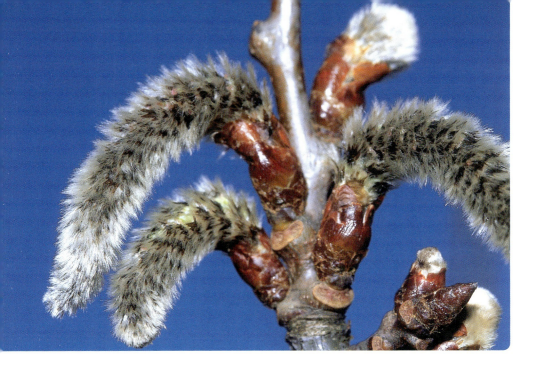

2 Aspen

Hohe Sensibilität mit Ängsten ohne erkennbare Ursache

Botanik

Populus tremula L., Zitterpappel oder Espe, Familie: Salicaceae

Merkmale: Raschwüchsiger, licht- und wärmebedürftiger Laubbaum, bis 30 m hoch, lockere breite Krone. Blüten erscheinen vor dem Laubaustrieb als 4-10 cm lange Kätzchen, eingeschlechtlich und zweihäusig verteilt

Blütezeit: März bis April

Standort: Waldlichtungen, Wald- und Wegränder, Brachlandgebüsche, nährstoff- und basenreiche, schwach saure Sand-, Lehm und Steinböden auf Silikat- wie auch Kalkgestein

Herstellungsmethode

Aspen wird nach der Kochmethode hergestellt (siehe Kapitel 5)

Kurzcharakteristik des Aspen-Seelenzustandes

Typische Verhaltensweisen im disharmonischen Zustand:

- Unerklärliche, grundlose Ängste und Vorahnungen
- Verfolgungsängste und Wahnideen
- Ist sehr sensibel und empfindsam, „dünnhäutig"
- Zittert wie Espenlaub
- Angst vor der Angst, wagt aber nicht, mit jemandem darüber zu reden

- Fühlt sich in Gegenwart bestimmter Menschen unwohl
- Hat „feine Antennen" für die Ausstrahlung anderer Menschen
- Kann die Atmosphäre bestimmter Orte und Situationen nicht ertragen
- Fühlt sich von übersinnlichen Phänomenen einerseits angezogen, hat andererseits Angst davor; Angst vor Hexen und Schwarzer Magie
- Leidet unter Bestrafungsängsten
- Hat unklare Zukunftsängste
- Fühlt sich schnell bange und unbehaglich
- Kinder haben Angst vor Dunkelheit, vor Monstern und Ungeheuern

Persönlichkeitspotenzial bei harmonischer Entwicklung:

- Sensibler und sensitiver Mensch mit gutem Einfühlungsvermögen
- Ausgeprägte Wahrnehmungsfähigkeit
- Durch eine hohe Intuition Entwicklung von großem Vertrauen in das Leben
- Geht vertrauensvoll und furchtlos durchs Leben, großer Lebensmut

Beschreibung

In der Bach-Blütentherapie wird Aspen für Menschen eingesetzt, die sehr sensibel und oft auch intuitiv veranlagt sind. Sie bleiben immer wieder in ihren unbewussten Angstvorstellungen gefangen und leiden unter vagen Ängsten, die sich nicht erklären oder begründen lassen. Diese Ängste können sie bei Tag oder Nacht verfolgen. Oft ist es bereits die Angst vor der Angst, die sie umtreibt. Sie fürchten sich davor, mit anderen über ihre Ängste und Nöte zu sprechen.

Viele Aspen-Persönlichkeiten entwickeln panische Angst vor bestimmten Situationen oder fixe Ideen. Sie registrieren wie ein Seismograph sich möglicherweise entwickelnde Konflikte mit anderen Menschen, sei es am Arbeitsplatz, im überfüllten Zug, auf Partys. Auch in der Luft liegende Ängste vor Kriegen, Krankheitsepidemien und großen Katastrophen beherrschen immer wieder ihre Gedanken. Ihre permanente Bedrohungsangst kann sich in der Dunkelheit oder an unheimlichen Orten immens steigern. Sie schrecken aus nächtlichen Alpträumen auf und trauen sich vor Angst nicht mehr einzuschlafen. Die Betroffenen fühlen sich daheim manchmal unwohl, weil sie befürchten, auf ihrem Haus liege ein böser Fluch oder es würde durch schädliche Strahlungen beeinträchtig.

Häufig projizieren Aspen-Persönlichkeiten ihre bedrohlichen Ahnungen auf reale Gegebenheiten: sie entwickeln beispielsweise starke Ängste vor einem möglichen Verkehrsunfall oder dass sie an der nächsten Ecke ausgeraubt werden könnten. Eine harmlose körperliche Reaktion wird sofort als eine schwere Erkrankung gedeutet.

Wirkungsrichtung der Aspen-Essenz

Aspen soll Lebensmut und Vertrauen schenken. Es wird nach Dr. Bach eingesetzt, um die Fähigkeit, ängstliche Gefühle und dunkle Vorahnungen richtig zu deuten und gelassener damit umzugehen, zu stärken. Es soll auch das Vertrauen in die eigene Intuition fördern und damit das Erkennen, dass hinter allem im Leben ein höheres Prinzip wirkt, ermöglichen.

In der Praxis kann Aspen auch bei der Mitbehandlung von Alkoholikern und Drogenabhängigen, die Opfer von Zwangsvorstellungen werden, angewendet werden. Unterstützend zu Therapien kann diese Blütenessenz auch bei Vergewaltigungs- und Missbrauchsopfern sowie Opfern von anderen Gewaltverbrechen eingesetzt werden, weil sich hier außer den Ängsten vor der konkreten Situation häufig eine allgemeine Bedrohungsangst entwickelt.

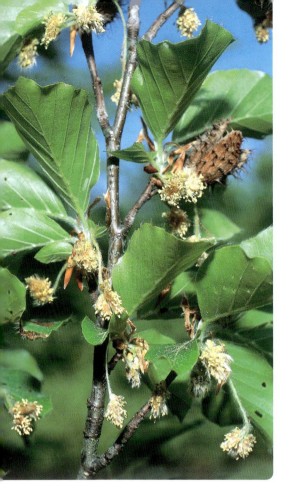

3 Beech

Offene oder verborgene
Kritiksucht und Engstirnigkeit

Herstellungsmethode

Beech wird nach der Kochmethode hergestellt (siehe Kapitel 5)

Kurzcharakteristik des Beech-Seelenzustandes

Typische Verhaltensweisen im disharmonischen Zustand:

- Die Fehler anderer stechen sofort ins Auge
- Kein Verständnis für die Unzulänglichkeiten anderer
- Reagiert kleinlich und empfindlich
- Arroganz
- Ist auch gegenüber sich selbst sehr kritisch
- Hat viele Vorurteile und hält daran fest
- Ist innerlich festgefahren, verbohrt
- Strenge Moralvorstellungen, strikte Abneigungen
- Redet schlecht über andere, Boshaftigkeit
- Die scheinbare Dummheit anderer macht einem zu schaffen
- Konzentriert sich gewohnheitsmäßig immer auf die Mängel, kann das Positive nicht sehen
- Man isoliert sich von seinen Mitmenschen durch eine überkritische Haltung

Botanik

Fagus sylvatica L., Rotbuche,
Familie: Fagaceae

Merkmale: Sommergrüner, reich verzweigter, 25-30 m hoher Baum mit dichter, breiter Krone und langem Stamm. Die Blüten sind unscheinbar und erscheinen in eingeschlechtlichen, hängenden Ständen an jungen Trieben während des Laubaustriebs

Blütezeit: April oder Mai

Standort: Auf mittelgründigen, nährstoffreichen, oft sandig-steinigen Lehmböden. Sowohl auf kalkhaltigem als auch auf kalkarmem, saurem Untergrund. Wächst in Mischwäldern und Reinbeständen

- Um nicht intolerant zu erscheinen, reagiert man übertrieben verständnisvoll
- Wenig Selbstvertrauen, eher ängstlicher Mensch. Aus diesem Grund toleriert er notgedrungen das Verhalten anderer, auch wenn er damit nicht einverstanden ist
- Tendenz alles zu beschönigen, alles ist „okay"
- Kinder wirken altklug und nörgeln viel

Persönlichkeitspotenzial bei harmonischer Entwicklung:

- Gutes Urteilsvermögen und Unterscheidungskraft
- Durch ausgeprägtes Einfühlungsvermögen wirkliche Toleranz
- Hinter Negativem erkennt man die positiven Wachstumsmöglichkeiten
- Konstruktive Kritik und Lob
- Anerkennt seine eigenen Abneigungen, lässt sich aber nicht davon beherrschen
- Richtet den Blick eher auf das Gute und Schöne
- Kann eigene Schattenseiten annehmen und integrieren
- Man akzeptiert sich selbst wie man ist und dadurch auch die anderen

Beschreibung

Beech wird mit dem Seelenpotential des Unterscheidungsvermögens und der Toleranz verbunden. Beech soll Menschen helfen, die entweder engstirnig und bewertend reagieren oder übertrieben verständnisvoll sind. Man findet diesen negativen Beech-Zustand häufig bei Menschen, die selbst viele Demütigungen und Verletzungen ihres Selbstwertsystems einstecken mussten. Zum Selbstschutz bauen sie ein eigenes Wertesystem auf, um sich den anderen überlegen zu fühlen. Unerwünschte, demütigende Gefühle werden jetzt auf die Umwelt projiziert.

Dieser negative Seelenzustand zeigt verschiedene Seiten: es ist die pedantische Lehrerin, die, streng gekleidet, unbedingte Ordnung und Disziplin von ihren Schülern verlangt, oder der gallige Stammtischbesucher einer Dorfkneipe, der über alles Fremde und Andersartige schimpft. Auch der nicht sehr beliebte Hausbewohner, der sich ständig über die Unzulänglichkeiten seiner Nachbarn beschwert und die sittenstrengen, radikalen Anhänger fundamentaler Glaubenssysteme gehören in diese Gruppe.
Auf der anderen Seite können es Menschen sein, die immer ängstlich darauf bedacht sind, niemanden vor den Kopf zu stoßen, die es nie wagen, andere zu kritisieren. Sie verstehen nach außen hin jeden, dulden jedes Verhalten, auch wenn manchmal Widerstand dringend angebracht wäre. Dies geschieht nicht aus echter Toleranz, sondern aus Angst vor Ablehnung falls sie ihre eigene, tiefsitzende Intoleranz zeigen würden und aus Angst vor Konflikten.

Wirkungsrichtung der Beech-Essenz

Die Beech-Essenz ermöglicht nach der Bach-Blütentherapie die Entwicklung von echter Toleranz und Einfühlungsvermögen. Sie soll das Verständnis für die eigenen Unzulänglichkeiten und Schattenseiten eröffnen und helfen, sich selbst und die eigenen Fehler anzunehmen. Dadurch kann dann die eigene Toleranz für das Anderssein der Mitmenschen wachsen. Trotz der Gabe, Stärken und Schwächen bei anderen zu sehen, ist man tolerant. Man erkennt, dass jeder im Leben seinen eigenen Weg zu gehen hat und der nicht mit dem eigenen übereinstimmen muss.

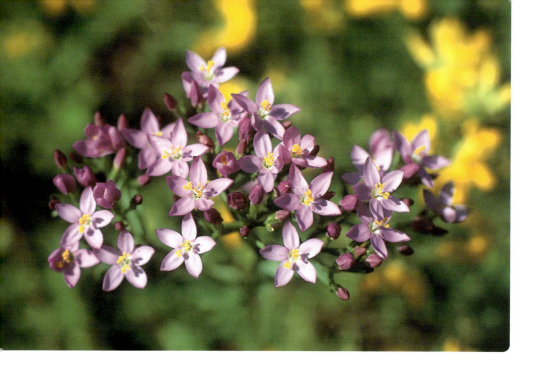

4 Centaury

Unterordung aus Willensschwäche

Botanik

Centaurium umbellatum GILIB.,
Tausendgüldenkraut,
Familie: Gentianaceae

Merkmale: Zweijährige, bis zu 30 cm hohe Pflanze, die im ersten Jahr nur eine grundständige Rosette von elliptischen bis spateligen Blättern austreibt. Im 2. Jahr erscheint der verzweigte Blütenstiel mit stängelständigen Blättern und röhrig verwachsenen rosaroten Blüten, die bis 8 cm lang sind

Blütezeit: Juni bis Oktober

Standort: Trockene Rasen, lichte Wälder

Herstellungsmethode

Centaury wird nach der Sonnenmethode hergestellt (siehe Kapitel 5)

Kurzcharakteristik des Centaury-Seelenzustandes

Typische Verhaltensweisen im disharmonischen Zustand:

- Übermäßig hilfsbereit
- Ordnet sich sofort unter, unterwürfig
- Willensschwach
- Kann nicht nein sagen
- Leicht zu beeinflussen, zu bevormunden und auszunutzen

- Übernimmt die Meinungen und Handlungsweisen anderer
- Fällt leicht Betrügereien zum Opfer
- Stellt eigene Bedürfnisse zurück
- Unterschätzt die eigene Kraft
- Überängstlich darauf bedacht, anderen zu dienen
- Freundlich, ruhig und sanft

Persönlichkeitspotenzial bei harmonischer Entwicklung:

- Ist hilfsbereit, kennt jedoch die eigenen Grenzen
- Lässt sich nicht ausnutzen
- Kann entscheiden, wann er ja und wann nein sagen sollte
- Verfolgt auch die eigenen Ziele
- Bildet sich eine eigene Meinung

Beschreibung

Nach der Bach-Blütentherapie sind Persönlichkeiten, die Centaury benötigen, meist sehr ruhige und freundliche Menschen, die sich sofort unterordnen und gegenüber willensstarken Menschen in den Hintergrund treten. Leicht lassen sie sich den Willen eines anderen aufdrängen und verlieren ihre eigenen Ziele und Meinungen aus dem Blick. Durch ihre freundliche und hilfsbereite Art werden Centaury-Menschen gerne ausgenutzt und gehen beim selbstlosen Helfen über ihre eigenen Kräfte. Häufig fühlen sich Centaury-Menschen müde und erschöpft.
Sie können sehr schlecht nein sagen, schlagen kaum eine Bitte ab und lehnen sich nicht gegen ihre Umwelt auf. Dadurch sind sie oft wie gefangen in Situationen, familiär wie auch beruflich, die dringend einer Veränderung bedürften. Das betrifft zum Beispiel Personen die sich nicht von gewalttätigen Partnern trennen oder sich von ihren Vorgesetzten ungerecht behandeln lassen, ohne sich zur Wehr zu setzen. Auch finanziell lassen sie sich leicht beeinflussen und werden so bei Geldanlagen häufig betrogen oder bekommen geliehenes Geld nicht mehr zurück. Ebenso sind sie oft in der Abhängigkeit von willensstarken oder despotischen Persönlichkeiten, welche die Hilfsbereitschaft und Beeinflussbarkeit für ihre Zwecke ausnutzen.

Wirkungsrichtung der Centaury-Essenz

Centaury wird in der Bach-Blütentherapie eingesetzt, um die Persönlichkeit zu stärken, Energie zu geben und mutig klar zu entscheiden, wann man ja und wann man nein sagen sollte. Das Erkennen und die Wertschätzung der eigenen Meinungen und Ziele fällt dann leichter. Diese werden konsequenter verfolgt und die eigenen Fähigkeiten besser entwickelt. Abhängigkeiten von stärkeren Persönlichkeiten können nun erkannt und gelöst werden. Die Hilfsbereitschaft anderen Menschen gegenüber wird im Verhältnis zu den eigenen Kräften gesehen und nicht mehr übertrieben.

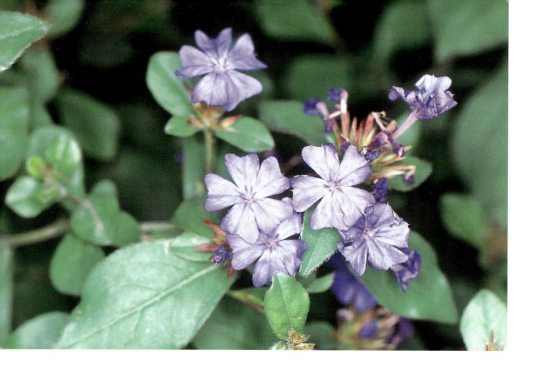

5 Cerato

Mangelndes Vertrauen in die eigene Urteilskraft

Botanik

Ceratostigma willmottiana,
Bleiwurz oder Hornkraut,
Familie: Plumbaginaceae

Merkmale: Ein 0,5-1,2 m hoher, sommergrüner und frostempfindlicher Strauch, mit tiefgrünen, ungefähr 5 cm langen, leicht rautenförmigen Blättern. Die ungefähr 1 cm langen Blüten sind bläulich bis rotviolett und erscheinen in Blütenständen mit 3-7 Blüten

Blütezeit: August bis September

Standort: Trockene Böden in sonniger, warmer, geschützter Südlage

Herstellungsmethode

Cerato wird nach der Sonnenmethode hergestellt (siehe Kapitel 5)

Kurzcharakteristik des Cerato-Seelenzustandes

Typische Verhaltensweisen im disharmonischen Zustand:

- Fehlendes Vertrauen in die eigene Urteilskraft
- Viele Selbstzweifel
- Verlässt sich gegen besseres Wissen auf die Ratschläge anderer
- Ist leicht zu beeinflussen

- Probiert bei Gesundheitsproblemen verschiedenste Therapien aus
- Verlässt sich auf Kartenleger, Astrologen, Pendler
- Folgt wechselnden Ratschlägen
- Kranke wechseln häufig die Therapeuten und Therapierichtungen
- Wagt nicht spontan zu handeln
- Man sammelt Wissen an, nutzt es jedoch nicht
- Wirkt auf andere naiv und einfältig
- Unselbstständig, man neigt dazu andere nachzuahmen

Persönlichkeitspotenzial bei harmonischer Entwicklung:

- Gut entwickelte Intuition
- Kann gut beurteilen, was richtig und was falsch ist
- Vertraut auf sein inneres Wissen
- Lässt sich nicht vorschnell durch die Ratschläge anderer beeinflussen

Beschreibung

Cerato wird von Bach-Blüten-Therapeuten eingesetzt für Menschen, die sich meist nach den Ermahnungen und Ratschlägen anderer richten, obwohl sie selbst durchaus ein Gefühl dafür haben, was zu tun wäre. Ihnen mangelt es jedoch an Vertrauen in die eigenen Ansichten und Urteilskraft. Aus verschiedensten Quellen werden Informationen gesammelt, jedoch kann keine eigene Entscheidung gefällt werden. Durch die Zweifel am eigenen Urteil verlassen sie sich auf Mitmenschen, die oft weniger Erfahrung und Wissen haben als sie selbst. Daher sind sie meist schlecht beraten und lassen sich zu unklugen Handlungen verleiten. Junge Cerato-Menschen beginnen häufig verschiedene Ausbildungen und für Entscheidungen werden gerne Astrologen, Pendler oder Wahrsager herangezogen. Sätze wie: „Ich wusste eigentlich, dass ich seinen Rat nicht hätte befolgen sollen" oder „Ich hätte mich lieber auf meine innere Stimme verlassen sollen" hört man oft von Cerato-Persönlichkeiten.

Sind sie krank, ziehen sie meist von einem Heiler oder Arzt zum anderen und befolgen die jeweiligen Anweisungen, obwohl sie eine klare Vorstellung haben, was ihnen gut tun könnte. Diese Menschen reden viel und sind manchmal für ihre Umgebung anstrengend.

Wirkungsrichtung der Cerato-Essenz

Cerato soll das Vertrauen in die eigene Urteilskraft stärken. Durch das Zusammentragen der wichtigen Informationen und die verbesserte Entscheidungsfähigkeit können Fehler vermieden werden. Die schon gut ausgebildete Intuition soll nun erfolgreich eingesetzt werden können und die Abhängigkeit von den Ratschlägen anderer verschwinden. Die Meinungen der Mitmenschen werden in Betracht gezogen, aber nicht über eigenes Wissen gestellt. Entscheidungen zu treffen soll nun möglich sein und das mit guten Ergebnissen.

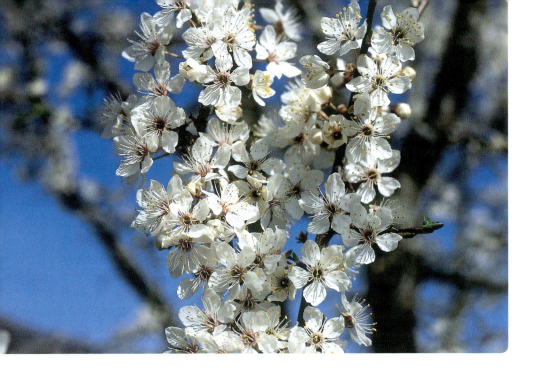

6 Cherry Plum

Starke Emotionen führen zu extremer innerer Anspannung

Botanik

Prunus cerasifera EHRH., Kirschpflaume, Familie: Rosaceae

Merkmale: Sommergrüner, reichverzweigter, bis 8 m hoher Baum oder Busch, mit lichter Krone. Meist ohne Dornen. Blüten mit weißen, bis 20 mm langen Kronblättern, erscheinen vor dem Laubaustrieb

Blütezeit: März bis April

Standort: Auf nährstoffreichen, lockeren, oft sandig-steinigen Lehmböden. Gebüsche, Wegränder, Pflanzungen

Herstellungsmethode

Cherry Plum wird nach der Kochmethode hergestellt (siehe Kapitel 5)

Kurzcharakteristik des Cherry-Plum-Seelenzustandes

Typische Verhaltensweisen im disharmonischen Zustand:

- Extreme innere Spannungen, hat Angst davor, verrückt zu werden oder die Nerven zu verlieren
- Ist total verzweifelt, weiß nicht mehr weiter, will aber keinen Rat annehmen
- Hat, obwohl es nicht dem eigenen Willen entspricht, die Befürchtung, die Kontrolle über sich zu verlieren und schreckliche Dinge zu tun
- Hat das Gefühl, kurz vor einem Nervenzusammenbruch zu stehen
- Kann die Gefühle nicht mehr beherrschen, droht Amok zu laufen

- Steht unter ständiger, innerer Spannung, ist verkrampft und kommt kaum noch zur Ruhe
- Hat Wahnideen oder Zwangsvorstellungen, fühlt sich emotional gestaut
- Neigung zu hysterischen Ausbrüchen und Kurzschlusshandlungen
- Öfters jähzornig, könnte manchmal „vor Wut platzen"
- In der Schwangerschaft sehr empfindlich und reizbar
- Regt sich auch über Kleinigkeiten derart auf, dass er die Selbstbeherrschung verlieren könnte
- Suizidgefahr
- Eltern werden von ihrem Kind so gereizt, dass sie fürchten, die Kontrolle über sich zu verlieren und ihr Kind zu schlagen. Drohende Kindesmisshandlung

Persönlichkeitspotenzial bei harmonischer Entwicklung:

- Man nimmt seine Gefühle an und kann sie angemessen ausdrücken
- Gemütsruhe, Tapferkeit und Gelassenheit
- Man ist sich seiner Lebensaufgabe bewusst und hat auch genügend Kräfte, um sie zu bewältigen, die innere Entwicklung kann dadurch kraftvoll fortschreiten.
- Krisensituationen kann man überstehen, ohne dadurch dauerhaften Schaden zu nehmen
- Kinder können ihren Gefühlen freien Lauf zu lassen.

Beschreibung

Cherry Plum wird als Blüte für jede Art von Verzweiflung, die durch lange andauernden Schmerz oder Kummer ausgelöst wurde, eingesetzt. Nach den Erkenntnissen der Bach-Blütentherapie besitzen Cherry-Plum-Charaktere eine sehr spannungsreiche Veranlagung: einerseits sind sie ausgesprochen verstandeskontrolliert, andererseits besitzen sie eine starke Emotionalität, die sie ängstigt. Durch eine sehr auf Disziplin und Kontrolliertheit wertlegende Erziehung werden von diesen Menschen Emotionen und Triebe ständig unterdrückt. Wie in einem Dampfkessel erzeugen die gestauten Emotionen im Inneren einen zunehmenden Druck, der zur Explosion führen kann.

Menschen in diesem Zustand fühlen, dass sich ihr psychischer Überdruck bald unkontrolliert entladen könnte und sie etwas Schreckliches tun werden: sich ungewollt total daneben benehmen, völlig durchdrehen und anderen Menschen oder Dingen Schaden zufügen.

Die Blütenessenz soll Menschen unterstützen, bei denen die Gefahr besteht laut los zu schreien, gewalttätig zu werden, durchzudrehen und Amok zu laufen, ihre Kinder zu schlagen, sich selbst durch emotionale Kurzschlusshandlungen zu verletzen. Bei Menschen, die sich im extremen Cherry-Plum-Zustand befinden und Selbstmordgedanken, starke Zwangsvorstellungen oder Wahnideen haben, muss man sich vergewissern, dass sie unter fachärztlicher Betreuung stehen.

Wirkungsrichtung der Cherry-Plum-Essenz

Cherry Plum wird als Mittel gegen psychischen Überdruck in der Bach-Blütentherapie eingesetzt. Es soll helfen, das eigene Gefühlsleben zu normalisieren und den Gefühlen einen angemessenen Ausdruck zu verleihen, bevor sie zu einem gefährlichen Vulkan heranwachsen können. In stark emotionsgeladenen Situationen soll es wie ein Sicherheitsventil wirken. Mit Gelassenheit und Spontaneität kann man nun auch mit mächtigen Gefühlen umgehen und sich für weitere Entwicklungsprozesse öffnen.

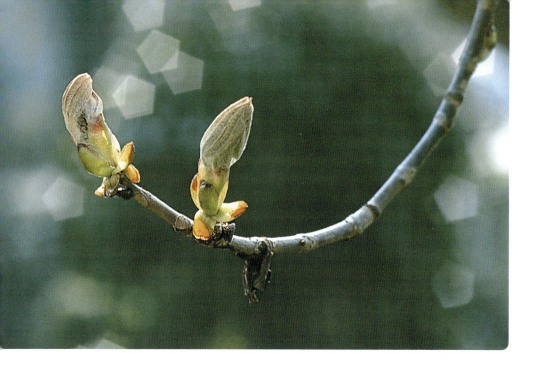

7 Chestnut Bud

Lernt nichts aus eigenen Erfahrungen

Botanik

Aesculus hippocastanum L., Knospe der Gemeinen Roßkastanie, Familie: Hippocastanaceae

Merkmale: Bis 30 m hoher Laubbaum mit breitgewölbter, dichter Krone und kurzem, drehwüchsigem Stamm. Die gegenständigen und langgestielten Blätter sind 5- bis 7-zählig gefingert. Die Knospen sind groß, glänzend, rotbraun und klebrig. Die Blüten stehen in aufrechten Trauben und ihre Kronblätter haben am Grund einen gelben, später roten Fleck

Blütezeit: Mai und Juni

Standort: Schattige, feuchte Berg- und Schluchtwälder mit nährstoffreichen, tiefgründigen, frischen Sand- oder Lehmböden

Herstellungsmethode

Chestnut Bud wird nach der Kochmethode hergestellt (siehe Kapitel 5)

Kurzcharakteristik des Chestnut-Bud-Seelenzustandes

Typische Verhaltensweisen im disharmonischen Zustand:

- Dieselben Fehler werden immer wieder begangen
- Aus Erfahrungen und Beobachtungen wird nur wenig gelernt
- Häufig unaufmerksam, gleichgültig, immer in Eile
- Eingeschränkte Lernfähigkeit
- Nur oberflächlich aufmerksam, der Überblick fehlt

- Erfahrungen werden nicht in Ruhe verarbeitet, man stürzt sich sofort in neue Aktionen
- Weil man innerlich schon einen Schritt weiter ist, hört man dem Gesprächspartner nicht wirklich zu
- Man wirkt auf andere Menschen naiv und geistig schwerfällig
- Komplizierte Sachverhalte werden nicht systematisch erarbeitet

Persönlichkeitspotenzial bei harmonischer Entwicklung:

- Aus Erfahrungen werden die entsprechenden Schlüsse gezogen
- Wahrnehmung wird schärfer
- Man entwickelt genügend Ruhe und nimmt sich die Zeit, Sachverhalte genau anzuschauen und zu ergründen
- Durch mehr Überblick gelingt es, aus Vergangenem zu lernen

Beschreibung

Chestnut Bud wird als Blüte für Menschen, die nicht leicht lernen, eingesetzt. Bei Misserfolgen und Fehlschlägen wird nicht wahrgenommen, nach welchem Muster diese zustande kommen. Häufig folgen so fortwährende Wiederholungen gleicher Miseren und Probleme. Dies kann sich darin zeigen, dass immer ähnliche Partner gewählt werden, mit denen letztlich aber keine zufriedenstellende Partnerschaft möglich ist. „Ich gerate immer an die gleichen Männer", könnte eine Frau sagen und dabei nicht erkennen, woran das liegt. Andere typische Äußerungen sind: „Warum passiert mir das immer?" oder „Diesen Fehler habe ich schon oft gemacht".

In allen Lebensbereichen wiederholen sich so Missstände – privat wie auch beruflich stellt sich Unzufriedenheit ein. Um die Fehler auszubügeln, ist oft hektische Betriebsamkeit notwendig, die ermüdet und erschöpft. Es fehlt an Ruhe und Interesse, sich mit einem Problem tiefergehend zu beschäftigen, es zu durchdringen. Daher werden Sachverhalte nur an der Oberfläche erkannt und es entwickelt sich kein Verständnis für die komplexeren Zusammenhänge und Abläufe im täglichen Leben.

Wirkungsrichtung der Chestnut-Bud-Essenz

Chestnut Bud wird in der Bach-Blütenheilkunde eingesetzt um die Fähigkeit zu entwickeln, aufmerksam zu beobachten, wiederkehrende Muster zu erkennen und durch verändertes Verhalten unbefriedigende Situationen zu verbessern. Man nimmt sich mehr Zeit, um in Ruhe eine Sache von allen Seiten zu beleuchten. So kann etwas von Grund auf durchschaut und erkannt werden. Diese Lernfähigkeit kann das Leben der betreffenden Personen erheblich erleichtern. Die neu gewonnene Übersicht und die daraus gezogenen Erkenntnisse ermöglichen diesen Menschen nun geeignete Entscheidungen für sich und andere zu treffen. Das Leben lässt sich ruhiger und befriedigender gestalten.

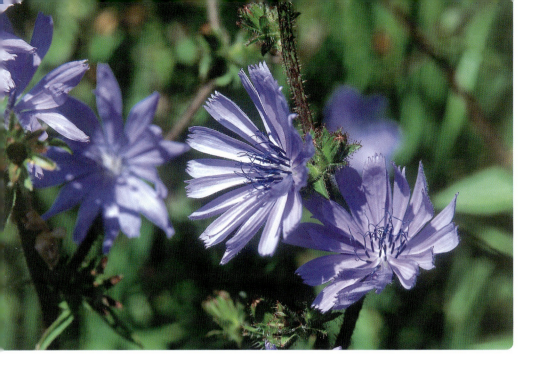

8 Chicory

Kontrollierend und überfürsorglich, um im Mittelpunkt zu stehen

Botanik

Cichorium intybus L., Gemeine Wegwarte, Familie: Asteraceae

Merkmale: Bis zu 90 cm hohe, weitverzweigte, sparrig-ästige Pflanze. Von den leuchtend blauen Blüten öffnen sich immer nur einige gleichzeitig, daher ist die Blütezeit recht lang

Blütezeit: Juli bis Oktober

Standort: Liebt kieshaltige Geröll- und Schotterböden, brachliegende Felder und Wegränder

Herstellungsmethode

Chicory wird nach der Sonnenmethode hergestellt (siehe Kapitel 5)

Kurzcharakteristik des Chicory-Seelenzustandes

Typische Verhaltensweisen im disharmonischen Zustand:

- Großes Bedürfnis, alle geliebten Menschen um sich zu haben
- Versucht Kontrolle über die Mitmenschen auszuüben
- Kümmert sich sehr um das Wohl und die Bedürfnisse anderer Menschen
- Findet immer etwas, das man für jemanden in Ordnung bringen muss
- Man macht sich unentbehrlich
- Man tut anderen „Gutes", auch wenn diese es nicht wollen und erwartet Dankbarkeit dafür
- Möchte, dass sich alles um einen dreht

- Gibt viel Aufmerksamkeit, um selbst mehr Kontrolle zu bekommen
- Herrschsüchtig und egozentrisch
- Man versucht mit Taktik und Diplomatie seine Wünsche auf indirektem Weg zu erfüllen und den eigenen Willen durchzusetzen
- Knüpft Zuneigung und Liebe an Bedingungen
- Leidet häufig an Selbstmitleid

Persönlichkeitspotenzial bei harmonischer Entwicklung:

- Sorge um andere, ohne Gegenleistungen zu erwarten
- Selbstlose Liebe
- Den Mitmenschen wird mehr Freiheit gegeben
- Das Kontrollbedürfnis nimmt ab.

Beschreibung

Das Einsatzgebiet von Chicory in der Bach-Blütentherapie sind Personen, die sich viel mit der Sorge um andere Menschen beschäftigen. Sie tun dies jedoch hauptsächlich, um mehr Einfluss zu bekommen und ständig im Mittelpunkt zu stehen.

Die eigene emotionale Bedürftigkeit wird so überspielt und gefüttert. Erwiesene Liebe ist stets fordernd. „Ich habe mich immer für dich aufgeopfert, wie kannst du mir das nun antun", „Ich will mich ja nicht einmischen, aber..." oder „Undank ist der Welt Lohn", sind häufige Sätze von Chicory-Persönlichkeiten. Das Helfen und Sorgen wird eingesetzt, um die Mitmenschen zu manipulieren und ihre Aufmerksamkeit auf sich zu ziehen.

Engagierte Eltern, die jedoch ihre Kinder nicht in die Freiheit entlassen können oder Partner, die meinen, das Leben des anderen bestimmen zu müssen, sind typische Vertreter. Chicory-Menschen haben oft mit Selbstmitleid zu kämpfen und glauben, nicht genügend geliebt zu werden. Sie neigen auch zur Herrschsucht, Pedanterie und kontrollieren gerne andere. Es ist ihnen sehr wichtig, die geliebten Menschen möglichst ständig um sich zu haben.

Wirkungsrichtung der Chicory-Essenz

Chicory soll helfen, die eigene Zuwendung nicht an Forderungen zu knüpfen. Geliebten Menschen wird dann mehr Freiraum und eigene Entscheidungsbefugnis eingeräumt und das Verhältnis zur Umwelt entspannt sich. Auch die innere Leere und das übergroße Bedürfnis nach Liebe und Zuwendung soll so schwächer werden. Man kann sich nun an das Ideal der selbstlosen Liebe besser annähern.

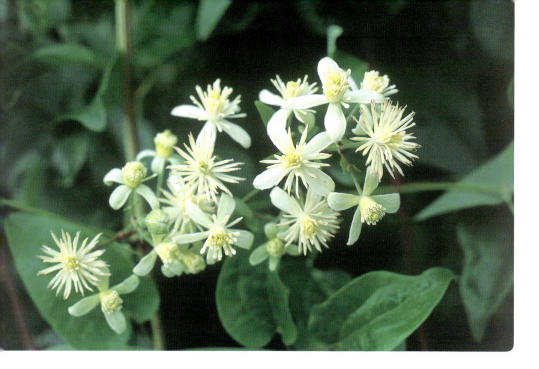

9 Clematis

Lebt in einer Traumwelt mit Desinteresse an der Realität

Botanik

Clematis vitalba L., Gewöhnliche oder Gemeine Waldrebe, Familie: Ranunculaceae

Merkmale: Sommergrüne, bis zu 30 m lange, an Bäumen in die Höhe kletternde Liane. Pionierpflanze. Lang gestielte Blütenstände, Blütenblätter gelblichweiß, 7-8 mm lang, zahlreiche Staubblätter, freie Fruchtblätter

Blütezeit: Juni bis September

Standort: Auf nährstoff- und basenreichen, oft kalkhaltigen, feuchten Lehm- und Aueböden. In Auewäldern, an Waldrändern und halbschattigen Hängen. Überwuchert besonders Hecken

Herstellungsmethode

Clematis wird nach der Sonnenmethode hergestellt (siehe Kapitel 5)

Kurzcharakteristik des Clematis-Seelenzustandes

Typische Verhaltensweisen im disharmonischen Zustand:

- Sensibel, verträumt, hängt gern Tagträumen nach
- Gestörtes Verhältnis zur Gegenwart, lebt mehr in der Phantasie
- Wirkt apathisch und schläfrig
- Wirkt auf andere Menschen abwesend, zerstreut, unaufmerksam, ist mit den Gedanken weit weg
- Hat ein schlechtes Gedächtnis aus mangelndem Interesse an den Dingen
- Wenig motiviert, will in Ruhe gelassen werden
- Ist künstlerisch begabt und phantasievoll, kann diese Begabung im täglichen Leben aber nicht zum Ausdruck bringen

DIE ORIGINAL BACH-BLÜTEN 9

- Träumt von dem Traumprinzen, der Traumprinzessin, hofft auf einen 6-er im Lotto
- Braucht viel Schlaf, ist aber trotzdem tagsüber nicht richtig geistig anwesend, wirkt verschlafen
- Fühlt sich benommen, tendiert zur Ohnmacht
- Hat keinen Selbsterhaltungstrieb, alles ist egal
- Unaufmerksam, desinteressiert, wirkt leicht verwirrt
- Muss ständig etwas suchen, keine Ordnung, lebt in chaotischer Umgebung
- Erscheint vitalitätsarm, oft auffallend blass, „blutleer"
- Verbringt viel Zeit mit Computerspielen, in Chat-Rooms, lebt mehr in einer virtuellen Welt
- Neigung zu Hör- und Sehstörungen, da Sinnesorgane mehr nach innen wie nach außen gerichtet sind
- Kann manchmal zwischen Phantasie und Realität nicht genau unterscheiden
- Sieht im Leben keinen Sinn, wenig Lebensfreude
- Ist unfallgefährdet aus mangelnder Konzentrationsfähigkeit
- Todessehnsucht ohne Selbstmord-gedanken

Persönlichkeitspotenzial bei harmonischer Entwicklung:

- Träume und Visionen werden in die Tat umgesetzt
- Schöpferischer Lebensstil bereichert den Alltag
- Zielgerichtetes Umsetzen von Ideen in die Realität
- Besonders gute Wahrnehmung der Umwelt, intensive Sinneseindrücke
- Konzentriert und hellwach
- Lebt im Hier und Jetzt

Beschreibung

Das 6-jährige Mädchen sitzt in der Schule. Sie schaut die Lehrerin mit einem fernen, verträumten Blick groß an. Vom Unterricht nimmt sie nichts wahr, weil sie mit ihren Gedanken ganz bei den Pferden auf der nahen Koppel ist. Ebenso die frisch verliebte Tochter, die Fragen ihres Vaters geistesabwesend immer nur mit „ja" beantwortet.

Im negativen Clematis-Zustand der Bach-Blütenheilkunde misst der Betroffene der lästigen oder langweiligen Gegenwart keine Bedeutung zu und zieht sich immer wieder in die bunten Gefilde der Phantasie zurück. Wer Clematis braucht, hat häufig kein besonders gutes Gedächtnis, leidet unter kalten Händen und Füßen und benommenem Kopf. Man ist „nicht richtig geerdet". Durch ihre schlechte Konzentrationsfähigkeit haben Clematis-Charaktere in der Schule oder an der Universität trotz ausreichender Intelligenz häufig Probleme. Im Straßenverkehr oder bei der Arbeit mit Maschinen neigen sie durch ihre geistige Abwesenheit vermehrt zu Unfällen. Sie verbringen viel Zeit mit dem Suchen verlegter Gegenstände. Ihr oft großes künstlerisches Potenzial können sie mangels Tatkraft nicht in die Wirklichkeit umsetzen. Statt dessen träumen sie davon, irgendwann ein Atelier zu haben und ganz berühmt zu werden.

Wirkungsrichtung der Clematis-Essenz

Clematis wird von Bach-Blüten-Therapeuten als das Mittel zur tatkräftigen Gestaltung der eigenen Realität eingesetzt. Sich auf das Machbare und Wesentliche zu konzentrieren und zielbewusst die eigenen Visionen und Ideen in die Tat umzusetzen soll ermöglicht werden. Die Blütenessenz kann helfen, mit Freude hellwach und konzentriert dem gegenwärtigen Augenblick zu begegnen.

45

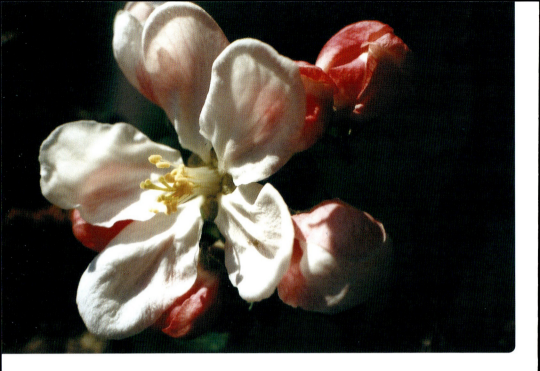

10 Crab Apple

Zwanghafte Sauberkeit und Ordnung

Botanik

Malus pumila MILL., Holzapfel, auch Zwerg- oder Paradiesapfel, Familie: Rosaceae

Merkmale: Bis zu 10 m hoher Baum. Er wächst auf Lichtungen, in Hecken und in kleinen Baumgruppen. Duftende, 5-blättrige, weiße Blüten, erscheinen mit dem Laubaustrieb. Die kleinen goldfarbenen Äpfel haben einen herben Geschmack

Blütezeit: Mai

Standort: Auf nährstoffreichen, lockeren, oft sandig-steinigen Lehmböden. Gebüsche, Wegränder, Pflanzungen

Herstellungsmethode

Crab Apple wird nach der Kochmethode hergestellt (siehe Kapitel 5)

Kurzcharakteristik des Crab-Apple-Seelenzustandes

Typische Verhaltensweisen im disharmonischen Zustand:

- Neigt zu Perfektionismus, pedantischer Genauigkeit
- Fühlt sich beschmutzt, befleckt
- Neigung zu Waschzwang
- Ekelt sich vor Hautauschlägen, Pickeln, Schweiß u.ä.
- Hat oft einen Putzfimmel
- Ist besorgt um Kleinigkeiten
- Hat das Gefühl, sich von schlechten Gedanken reinwaschen zu müssen
- Sinnliche und körperliche Lebensäußerungen wie Küssen und Kuscheln fallen schwer
- Duscht häufig mehrmals täglich

DIE ORIGINAL BACH-BLÜTEN

- Meist sehr sensibel
- Leidet unter Reizüberflutung
- Hautunreinheiten, hat ein verstärktes Ausscheidungsbedürfnis
- Fürchtet sich vor unsauberen Toiletten, verdorbenen Speisen, Umweltgiften
- Übertriebene Angst vor Krankheitserregern
- Eltern erziehen Kinder zur übertriebenen Reinlichkeit

Persönlichkeitspotenzial bei harmonischer Entwicklung:

- Erkennt, dass Ordnung nur etwas Vorübergehendes ist
- Entwickelt ein gesundes Sauberkeitsgefühl
- Gelassenheit gegenüber Schmutz
- Nimmt sich und seinen Körper, so wie er ist, ganz an

Beschreibung

Die Crab-Apple-Charaktere der Bach-Blütenheilkunde sind Menschen, die immer ein bisschen auf der Flucht vor Schmutz, Unordnung und ihren eigenen Ekelgefühlen sind. Ihre Veranlagung zur Genauigkeit und Sensibilität ist hier in Pedanterie und Ängstlichkeit umgeschlagen. Sie fixieren sich völlig auf das ihrer Meinung nach nicht Perfekte: das fehlende kleine Eck am frisch verlegten Teppich, der kleine graue Fleck an einer Fliesenfuge im Badezimmer oder ein kleiner toter Fisch am Badestrand. Ihre Angst vor Verunreinigung macht viele Menschen im Crab-Apple-Zustand extrem ängstlich vor Krankheitserregern, Insekten und Umweltgiften. Eine kleine Verunreinigung am Meeresstrand verdirbt ihnen völlig den Spaß am Baden und sie verbringen die Zeit sicherheitshalber im Liegestuhl.
Ständig sind sie daheim am Wischen, Schrubben und Desinfizieren. Durch häufiges Duschen und Händewaschen entwickeln sich bei ihnen auch Hautausschläge und Ekzeme, was wiederum ihren inneren Zwang zur Reinlichkeit um so mehr anspornt. Die Angst vor innerer Verunreinigung verursacht ein großes Bedürfnis nach verstärkten körperlichen Ausscheidungsprozessen.

Wirkungsrichtung der Crab-Apple-Essenz

Die Einnahme von Crab Apple soll die Ängste vor äußerer und innerer Verunreinigung reduzieren und die Akzeptanz für sich und den eigenen Körper stärken. Man erkennt, dass es keine perfekte Ordnung und Sauberkeit geben kann, weil alles ständig im Fluss ist. Der betroffene Charaktertyp soll auf diese Weise wieder ein gesundes Gefühl für Reinlichkeit und Ordnung entwickeln. Die Fixierung auf störende Kleinigkeiten lässt nach und der Blick weitet sich für wichtigere Dinge im Leben.

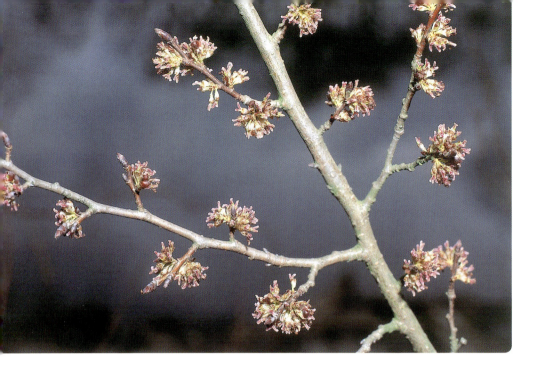

11 Elm

Plötzliche Angst, in schwierigen Lebenssituationen zu versagen

Botanik

Ulmus procera SALISB., Englische Ulme, Haar-Ulme, Familie: Ulmaceae

Merkmale: Sommergrüner, bis zu 30 m hoher Baum. In Wales nur bis ca. 10 m hoch, Blätter auf der Oberseite behaart. Kleine rötlich-violette Einzelblüten, 3-5 mm lang, ohne Blütenblätter, die in vielblütigen Büscheln vor dem Laubaustrieb wachsen

Blütezeit: Februar bis April

Standort: Laubmischwälder und Hecken, im Tiefland, in Flussauen und im Hügelland

Herstellungsmethode

Elm wird nach der Kochmethode hergestellt (siehe Kapitel 5)

Kurzcharakteristik des Elm-Seelenzustandes

Typische Verhaltensweisen im disharmonischen Zustand:

- Alles wird zuviel, fühlt sich plötzlich von den Aufgaben überrollt
- Hat normalerweise viel Selbstvertrauen, dies ist jedoch vorübergehend abhanden gekommen
- Gefühl von Unzulänglichkeit und Verzweiflung durch eine momentane Erschöpfung. Man will es sich selbst und anderen oft nicht eingestehen
- Übermäßig verantwortungsbewusst, hat das Gefühl, körperlich oder seelisch den Aufgaben nicht mehr gewachsen zu sein
- Glaubt sich eingekesselt

- Hat zu viele Aufgaben gleichzeitig übernommen und meint, keine Reserven mehr dafür zu haben
- Leidet trotz sonstiger Stärke unter momentaner Mutlosigkeit und Versagensängsten
- Ist ehrgeizig und leistungsbereit, traut sich nicht, bei Erkrankung im Bett zu bleiben, weil man Kollegen nicht hängen lassen will
- Wacht nachts auf und kann nicht mehr einschlafen
- Kinder haben wenig Zutrauen vor Klassenarbeiten in der Schule

Persönlichkeitspotenzial bei harmonischer Entwicklung:

- Geht wieder mit Tatkraft und Vertrauen an die im Leben gestellten Aufgaben heran
- Kann abschätzen, wie viel man sich aufladen kann und wo man delegieren muss
- Nimmt auch für sich und seine Gesundheit Verantwortung wahr
- Probleme werden nicht mehr so übermächtig eingestuft

Beschreibung

Nach der Bach-Blüten-Theorie ist Elm für Menschen wichtig, die normalerweise eine große Leistungsbereitschaft und ein ausgeprägtes Verantwortungsgefühl haben, sich aber plötzlich überfordert fühlen. Sie sind eigentlich stabile Persönlichkeiten. Durch das Zusammenkommen von verschiedenen ungünstigen Faktoren, wie z.B. bei beruflichem und/oder privatem Stress oder vorübergehender körperlicher Schwäche, fühlt man sich nicht mehr den Anforderungen gewachsen.
Dr. Bach schreibt dazu, dass Elm für jene ist, die gute Arbeit leisten und ihrer Berufung treu folgen. Sie hoffen, in ihrem Leben etwas Bedeutendes zu leisten und das oft zum Wohle der Menschheit. Es gibt Zeiten, in denen diese Menschen zu Niedergeschlagenheit neigen. Sie haben dann das Gefühl, dass die Aufgabe, die sie sich gestellt haben, zu schwierig ist und ihre menschliche Kraft übersteigt. Persönlichkeiten, die Elm benötigen, sind häufig in wichtigen Positionen, da sie durch ihr ausgeprägtes Verantwortungsgefühl bereit sind, viele und schwierige Aufgaben zu übernehmen. Es ist der gewissenhafte Chef eines Handwerksbetriebs oder der rührige Bürgermeister, der sich plötzlich mutlos der Fülle der zahlreichen Probleme und beruflichen Forderungen gegenübersieht. Selbst wenn sie krank werden, schleppen sie sich noch an den Arbeitsplatz. Es betrifft aber auch den sich auf eine wichtige Prüfung vorbereitenden Studierenden, der sich trotz sonst guter Leistung von der großen Stofffülle auf einmal überrollt fühlt. Auch für gestresste Berufsanfänger, die sich in ein neues Aufgabenfeld einarbeiten müssen, kann Elm eine große Hilfe sein.

Wirkungsrichtung der Elm-Essenz

Elm soll den psychischen Stress oder Leistungsdruck reduzieren und die blockierten Kräfte freisetzen. Dadurch kann neue Kraft zum Weitermachen gewonnen werden. Die Elm-Persönlichkeit soll so erkennen, dass sie auch Verantwortung abgeben kann. Neuer Mut kann aufkeimen und erkennen lassen, dass die Probleme doch nicht so übermächtig sind.

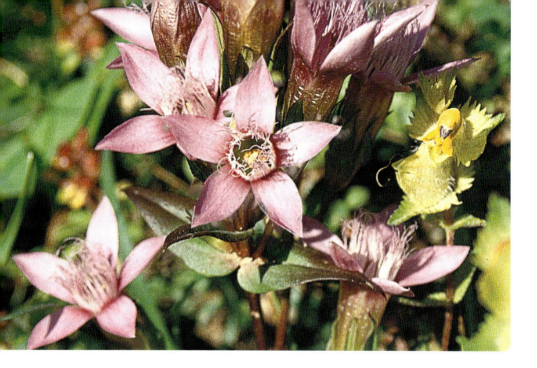

12 Gentian

Mutlosigkeit und schnelles Aufgeben durch mangelndes Vertrauen

Botanik

Gentiana amarella L., Bitterer Enzian, Familie: Gentianaceae

Merkmale: Diese Enzianart wird bis zu 50 cm hoch und ist fast stets verzweigt. Die Blüten sind rötlich-violett, glockig und sitzen in kleinen Büscheln im oberen Stängelteil

Blütezeit: August bis Oktober

Standort: Wiesen, Moore, Dünen

Herstellungsmethode

Gentian wird nach der Sonnenmethode hergestellt (siehe Kapitel 5)

Kurzcharakteristik des Gentian-Seelenzustandes

Typische Verhaltensweisen im disharmonischen Zustand:

- Lässt sich leicht entmutigen
- Durch kleine Rückschritte kommen Zweifel auf
- Schwierigkeiten und Hindernisse erscheinen als unüberwindliches Schicksal
- Gibt sich leicht geschlagen
- Versinkt schnell in pessimistischen Gedanken und Niedergeschlagenheit
- Ein konkreter Anlass führt sofort zu Mutlosigkeit und Zweifeln

- Häufig nachgiebige und angepasste Menschen
- Man ist von vorneherein kritisch, um Enttäuschungen zu vermeiden
- Wenig Glaube und Vertrauen auf das „Gute" in der Welt
- Erfolg und Glück wird durch die negative Erwartungshaltung verhindert
- Hat man Glück gehabt, malt man sich aus, was Schlimmeres hätte passieren können

Persönlichkeitspotenzial bei harmonischer Entwicklung:

- Weiß, dass es gelingt, wenn er sein Bestes gibt
- Kann mit Fehlschlägen und Rückschritten umgehen
- Verluste oder Niederlagen verbittern nicht
- Kann ungeeignete Ziele und Erwartungen wieder loslassen
- Man kann auch das Positive sehen
- Meidet unüberwindliche Widerstände und Probleme
- Ist wegen seiner Gutmütigkeit, Nachgiebigkeit und Abgeklärtheit beliebt

Beschreibung

Menschen, die sich durch kleine Misserfolge oder Rückschläge schnell entmutigen lassen und an allem und jedem zweifeln, benötigen nach der Bach-Blütenheilkunde die Gentian-Blütenessenz. „Es hat ja sowieso keinen Zweck" oder „Das hätte schlimm ausgehen können" sind Sätze, die man von Gentian-Menschen öfters hört.
Eigentlich sind sie der Freude des Lebens gegenüber aufgeschlossen, stellt sich jedoch ein Hindernis in den Weg, sehen sie gleich schwarz und geben die Hoffnung auf. Daher sind sie auch häufig pessimistisch und niedergeschlagen. Da sie Angst vor Misserfolgen und Enttäuschungen haben, nehmen sie gerne die Position des Skeptikers ein und betrachten besonders gründlich was schief gehen könnte und welche negativen Wendungen eintreten könnten. So fehlt ihnen auch der Mut zu großen Veränderungen.
Sie sind eher nachgiebig und gutmütig. Auch bei kleineren Unglücksfällen brauchen sie viel Trost und Zuspruch. Sie sehen nicht, dass das permanente Betrachten der möglichen Misserfolge viel von ihrem möglichen Glück und Erfolg verhindert.

Wirkungsrichtung der Gentian-Essenz

Gentian stärkt nach Dr. Bach die Willenskraft und unterstützt nachgiebige, willensschwache Menschen. Kommt es im Laufe der Genesung von einer Krankheit zu Rückschlägen, soll Gentian helfen, nicht den Mut sinken zu lassen und das Ziel – das vollständige Gesundwerden – weiterhin nicht aus dem Auge zu verlieren. Wird ein Ziel im Leben verfolgt und es tauchen Hindernisse oder Misserfolge auf, kann entsprechend der Bach-Blüten-Theorie mit Hilfe dieser Blütenessenz optimistisch weitergegangen und der Rückschlag als Lernprozess betrachtet werden.
Durch die empfindsame Art gelingt es Gentian-Menschen, andere gut aufzubauen und zu trösten. Vorhaben können durch ausgewogenes Betrachten der Vor- und Nachteile möglichst realistisch eingeschätzt werden, um Misserfolge zu vermeiden.

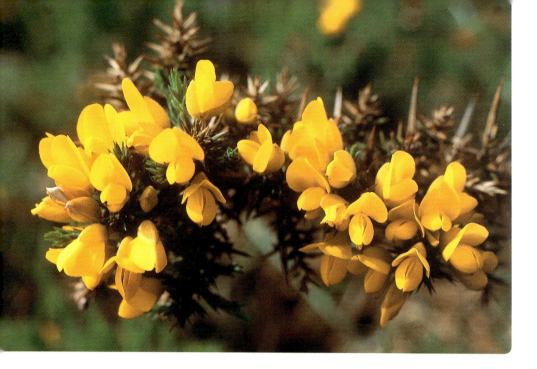

13 Gorse

Resignation, ohne Hoffnung auf Verbesserung

Botanik

Ulex europaeus L., Stechginster, Familie: Fabaceae

Merkmale: Wintergrüner, bis 2 m hoher Strauch, dornig. Nektarlose, 2cm lange Schmetterlingsblüten mit Schnellmechanismus, goldgelb

Blütezeit: April bis Juli

Standort: Heiden und Moorlandschaften

Herstellungsmethode

Gorse wird nach der Sonnenmethode hergestellt (siehe Kapitel 5).

Kurzcharakteristik des Gorse-Seelenzustandes

Typische Verhaltensweisen im disharmonischen Zustand:

- Eine Änderung der Situation wird nicht mehr erhofft
- Man hat innerlich resigniert, sieht keine Möglichkeit mehr zur Verbesserung
- Es ist keine Kraft mehr da, nochmals einen Anlauf zu versuchen
- Gegen die eigene Überzeugung lässt man sich zu weiteren Therapieversuchen überreden, resigniert aber bei kleinsten Rückschlägen
- Hat das Gefühl, alles habe keinen Zweck

- Als Kind hatte man schon eine schwere chronische Krankheit oder ist mit einem chronisch Kranken aufgewachsen
- Kinder wirken still und in sich gekehrt, sind schwer zu motivieren. Über ihre Probleme möchten sie nicht sprechen. Manchmal fallen sie auch durch aggressives Verhalten auf

Persönlichkeitspotenzial bei harmonischer Entwicklung:
- Neue Hoffnung keimt auf
- Man erkennt, dass es nie zu spät ist, im Leben etwas zu verändern
- Man bekommt die Kraft, auch andere mit neuer Zuversicht zu erfüllen
- Der Überlebenswille wird aktiviert
- Einer schweren Erkrankung wird mit aller Entschlossenheit begegnet

Beschreibung

Gorse ist nach Dr. Bach für Menschen geeignet, die keine Hoffnung haben, dass sich an ihrer Situation noch etwas ändern könnte. Sie haben resigniert und unternehmen daher keine Versuche zur Verbesserung ihres Zustands. Sie lassen sich vielleicht noch von wohlmeinenden Freunden und Familienmitgliedern zu einer weiteren Therapie überreden. Beim kleinsten Rückschlag sehen sie sich aber in ihrer Hoffnungslosigkeit bestätigt und brechen die Sache ab.

Man erkennt sie manchmal an ihrem blassen gelblichen Teint und den dunklen Ringen um die Augen. Durch ihre innere Passivität haben sie nur noch wenig Kraft, Dinge anzupacken. Man erkennt sie oft an der Redewendung: „Ich habe wirklich alles versucht, aber...". Sie sehen nicht, dass es oft noch ganz andere Möglichkeiten zur Abhilfe gibt, die sie allerdings selbst anpacken müssten. Sie hoffen höchstens noch auf irgendein Wunder von außen.

Dieser Zustand kann zum Beispiel nach einer langen chronischen Krankheit auftreten. Manchmal kann sich der Gorse-Zustand auch kurzzeitig einstellen, wenn man plötzlich alle Hoffung in eine Sache verliert.

Wirkungsrichtung der Gorse-Essenz

Gorse soll den Betroffenen helfen, wieder Hoffnung zu schöpfen. Dies ist oft der erste Schritt zur Genesung. Sie werden wieder aktiv und schöpfen alle Möglichkeiten zur Verbesserung ihrer Lage aus. Plötzlich entdecken sie in ihrem Leben zahlreiche Chancen zur Veränderung.

Ist keine Änderung mehr möglich, soll Gorse den Menschen dabei unterstützen, sein Schicksal zu akzeptieren. Wer die positive Kraft der neuen Hoffnung selbst erlebt hat, beginnt auch, bei anderen Menschen neue Zuversicht zu wecken.

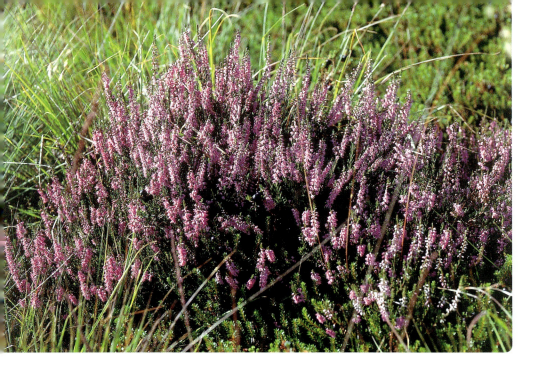

14 Heather

Egozentrisch, will immer im Mittelpunkt stehen

Botanik

Calluna vulgaris (L.) HULL., Heidekraut oder Besenheide, Familie: Ericaceae

Merkmale: Immergrüner 20-100 cm hoher Zwergstrauch mit weißen bis purpurfarbenen, kleinen, glockenförmigen Blüten, die dicht an dicht an den Zweigen sitzen

Blütezeit: Juli bis November

Standort: Trockene Wälder, Heiden und Moore, auf sauren, sandigen und mageren Böden

Herstellungsmethode

Heather wird nach der Sonnenmethode hergestellt (siehe Kapitel 5)

Kurzcharakteristik des Heather-Seelenzustandes

Typische Verhaltensweisen im disharmonischen Zustand:

- Starkes Bedürfnis von sich zu erzählen und im Mittelpunkt zu stehen
- Jede Gelegenheit zur Selbstdarstellung wird genutzt
- Ein nahezu ununterbrochener Redeschwall ergießt sich über die Gesprächspartner
- Wird von den Mitmenschen meist als anstrengend empfunden
- Die Bedürfnisse des Gesprächspartners sind unwichtig
- Auch extreme Formen der Selbstbezogenheit

- Braucht ständige Ansprache
- Ist völlig mit sich beschäftigt

Persönlichkeitspotenzial bei harmonischer Entwicklung:

- Gutes Einfühlungsvermögen und Präsenz aufmerksame Zuhörer
- Verbreitet eine zuversichtliche und angenehme Atmosphäre
- Man überträgt die positive Selbsteinschätzung auch auf andere Menschen
- Eigenliebe als Grundlage zur Nächstenliebe
- Offene Haltung anderen Menschen gegenüber, gesellig
- Ehrlichkeit und Offenheit im Austausch mit anderen
- Leichtigkeit im Umgang mit unbekannten Menschen

Beschreibung

Menschen mit Heather-Ausprägung werden in der Bach-Blütenheilkunde folgendermaßen charakterisiert: Sie sind sehr auf sich selbst fixiert. Im unausgeglichenen Zustand sind sie anstrengende Zeitgenossen, die sich immer und sofort in den Vordergrund drängen und ihr mehr oder weniger freiwilliges Publikum mit Erzählungen über sich selbst überschütten. Das große Bedürfnis nach Gesellschaft und der immense Mitteilungsdrang soll das vorhandene Defizit an Eigenliebe und Selbstbewusstsein füllen. Kinder, die nicht viel Aufmerksamkeit erfahren haben oder vernachlässigt wurden, entwickeln sich häufig in dieser Richtung. Die Sätze beginnen meist mit „Ich" oder „Mein" und erzählen ausführlich von den eigenen Leistungen, Heldentaten und guten Eigenschaften. Heather ist daher ein Mittel bei vorlauter Geschwätzigkeit, Angeberei und übermäßigem Stolz. Daher sind diese Menschen nicht immer beliebt und werden eher gemieden. Genau das ist jedoch eine der größten Ängste der Heather-Typen: Ablehnung, Demütigung und Nicht-Wahrgenommen-Werden treibt sie dann noch mehr in das egozentrische Kreisen um sich selbst.

Auch bei Krankheiten, die durch Demütigungen ausgelöst wurden, ist ein Versuch mit Heather angezeigt.

Neben dem extrovertierten Heather-Typ gibt es auch die introvertierte Form. Hier sind die ständigen, meist auch ängstlichen Gedanken an sich selbst fast körperlich spürbar.

Wirkungsrichtung der Heather-Essenz

Heather wird eingesetzt bei übersteigertem Geltungsdrang und Mitteilungsbedürfnis, Angeberei und Egozentrik.

Ein Mensch mit Heather-Veranlagung, der in einen harmonischen Zustand kommt, soll nun zur tiefen Kontaktaufnahme mit anderen Menschen fähig werden. Er erzählt offen über Freuden und Leiden in seinem eigenen Leben und hört sehr aufmerksam den Erzählungen seines Gegenübers zu. Dadurch entsteht eine Atmosphäre der Nähe und Offenheit. Heather-Menschen sind sehr gesellig und machen es auch Fremden leicht, in die Gruppe aufgenommen zu werden. Durch die positive Einstellung, sich selbst und einer gewissen Leichtigkeit dem Leben gegenüber, können sie eine angenehme und fröhliche Ausstrahlung haben, die zur Kontaktaufnahme einlädt.

Die entwickelte Eigenliebe soll nun auf die Annahme und Liebe von Mitmenschen ausgeweitet werden können. Dadurch kommt es zu einem positiven Verhältnis zur Umwelt. So können ausgeglichene Heather-Typen auch sehr menschenliebende und wohltätige Züge entwickeln.

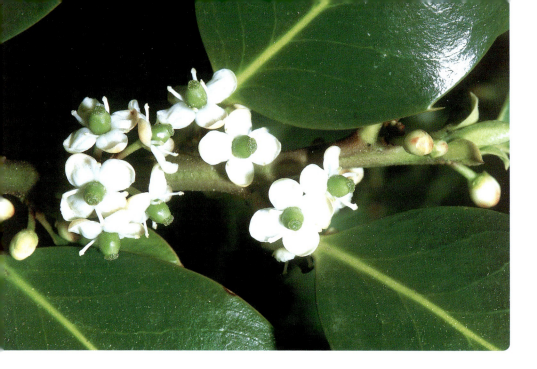

15 Holly

Wird von negativen Emotionen beherrscht

Botanik

Ilex aquifolium L., Stechpalme, Familie: Aquifoliaceae

Merkmale: Immergrüner, bis zu 15 m hoher Baum oder wesentlich kleiner, als ca. 1 m hoher Strauch in schattigen Wäldern. Blätter dick und ledrig, auf der Oberseite glänzend dunkelgrün. Der gezackte Blattrand ist auf beiden Seiten mit bis zu sieben Stachelzähnen besetzt. Unscheinbare, weiße, manchmal auch rötliche und etwa 8 mm große Blüten. Sie stehen in Dolden in den Achseln vorjähriger Blätter

Blütezeit: Mai bis Juni

Standort: Nährstoffreiche, kalkarme, lockere oder auch steinige Lehmböden. Bevorzugt mildes Klima

Herstellungsmethode

Holly wird nach der Kochmethode hergestellt (siehe Kapitel 5)

Kurzcharakteristik des Holly-Seelenzustandes

Typische Verhaltensweisen im disharmonischen Zustand:

- Rasch verärgert, reagiert unfreundlich und aggressiv
- Sehr schnell kommen Neidgefühle auf
- Schadenfroh, sinnt auf Rache
- Ist eifersüchtig, missgünstig
- Hinter vielen Äußerungen wittert man etwas Negatives
- Misstrauisch, alle sind verdächtig
- Fühlt sich von anderen hintergangen oder angegriffen

- Andere werden innerlich herabgesetzt, Feindbilder aufgebaut
- Fürchtet das Glück und den Erfolg anderer
- Cholerisch, jähzornig, bekommt leicht Hassgefühle
- Ist schnell beleidigt
- Lieblosigkeit, Verbitterung und hohe Reizbarkeit
- Kinder sind in einer akuten Trotzphase, haben ohne erkennbaren Grund öfters schlechte Laune

Persönlichkeitspotenzial bei harmonischer Entwicklung:

- Man entwickelt ein weites Herz, denkt und fühlt liebevoller
- Großes Verständnis für das Verhalten der Mitmenschen
- Positives Gemeinschaftsgefühl
- Geht auf andere mit gutem Willen zu
- Wachsende innere Harmonie strahlt Herzlichkeit und Freude aus
- Das Verhalten von anderen Menschen wird wohlwollend interpretiert
- Sanftmütig und mitfühlend

Beschreibung

Menschen, die laut Dr. Bach Holly benötigen, haben ihr Herz für andere und sich ziemlich verschlossen. Sie werden von Eifersucht, Misstrauen, Hass- und Neidgefühlen geplagt und fühlen sich oft grundlos gekränkt, verletzt oder beleidigt.

Hinter dem Verhalten der Mitmenschen vermutet die Holly-Persönlichkeit oft etwas Negatives und lebt ständig in der Furcht, hintergangen zu werden. Anderen wird das Glück nicht gegönnt. Haben Arbeitskollegen oder Freunde und Bekannte dagegen Pech, kommt sehr schnell offene oder klammheimliche Schadenfreude auf. Wurde ihnen tatsächlich oder vermeintlich durch andere Schaden zugefügt, sind rasch Rachegedanken da.

Durch ihre negativen Gefühle isolieren sie sich immer stärker von ihrer Umwelt und entwickeln in ihrer inneren Einsamkeit zunehmend ein Grundgefühl von Verbitterung. Häufig werden andere innerlich herabgesetzt und Feindbilder aufgebaut, um das schwache eigene Selbstwertgefühl wenigstens etwas aufzupolieren. Der Mensch im Holly-Zustand erkennt nicht, dass er mit seinen nachtragenden, hassenden Gedanken vor allem seiner eigenen Lebensfreude und der eigenen Gesundheit schadet.

Wirkungsrichtung der Holly-Essenz

Holly wird von Bach-Blüten-Therapeuten eingesetzt, um das Herz zu öffnen und wieder einen Zugang zur alles verbindenden Liebe zu schaffen. Dadurch soll das Gefühl, dass man Teil einer großen Gemeinschaft ist, wieder gestärkt werden. Innerer Friede und Harmonie fördert die Liebe und Akzeptanz sich und anderen gegenüber.

Andere Menschen kann man so besser in ihrem Handeln verstehen. Man selbst ist ihnen gegenüber wieder guten Willens und kann dadurch auch das Verhalten der anderen positiver einschätzen.

Die bewusste Aggressionskontrolle kann sich erhöhen und Eigenschaften wie Freundlichkeit, Kompromissbereitschaft und Sanftheit gestärkt werden. Man ist wieder bereit, sich und anderen die Schwächen zu vergeben und entwickelt dadurch ein ganz neues Lebensgefühl.

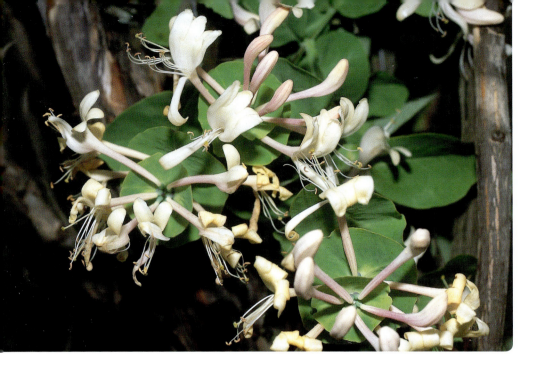

16 Honeysuckle

Gedanklich immer in der Vergangenheit

Botanik

Lonicera caprifolium L.,
Wohlriechendes Geißblatt, Jelängerjelieber,
Familie: Caprifoliaceae

Merkmale: Wohlriechende, winterharte Kletterpflanze, die bis zu 6 m hoch wächst, mit gegenständigen, elliptischen und ganzrandigen Blättern. Die Blüten stehen in 6-zähligen Quirlen, sind gelblich-weiß und an der Außenseite zum Teil leicht rosa gefärbt. Sie duften abends intensiv süßlich

Blütezeit: Mai bis Juli

Standort: In Gebüschen und lichten Wäldern und Waldrändern auf humosen, durchlässigen, frischen bis feuchten, nährstoffreichen, leicht saueren bis alkalischen Böden

Herstellungsmethode

Honeysuckle wird nach der Kochmethode hergestellt (siehe Kapitel 5)

Kurzcharakteristik des Honeysuckle-Seelenzustandes

Typische Verhaltensweisen im disharmonischen Zustand:

- Zieht sich wehmütig in schöne Erinnerungen zurück
- Kinder haben schnell Heimweh
- Verliert den Bezug zur Realität durch nostalgische Erinnerungen
- Meint, das Leben wäre früher viel schöner und leichter gewesen
- Hat ein übergroßes Bedürfnis nach Glück

- Kann von Suchtmitteln abhängig werden, um künstlich das Schöne, Harmonische und Angenehme hervorzubringen
- Zu wenig Interesse an der gegenwärtigen Situation

Persönlichkeitspotenzial bei harmonischer Entwicklung:

- Sieht das Schöne und Erfreuliche besonders intensiv
- Kann seinem inneren Reichtum Ausdruck verleihen
- Hat lebendige glückliche Erinnerungen
- Kann auch in Unerfreulichem noch Positives entdecken
- Künstler, die durch ihre Werke das unvergängliche Schöne ausdrücken können
- Hat eine poetische, künstlerische Ader
- Aus den Erfahrungen der Vergangenheit wird gelernt, um die Gegenwart zu meistern

Beschreibung

Honeysuckle ist in der Bach-Blütentherapie ein Mittel für empfindsame, träumerische Menschen. Wenn die gegenwärtige Lebenssituation nicht angenehm ist und das stark entwickelte Bedürfnis nach Glück nicht gestillt wird, verlieren sich diese immer mehr in Gedanken an die Vergangenheit, die häufig als übermäßig schön und harmonisch in Erinnerung geblieben ist. Gedanken an alte Freundschaften, Wunschträume oder das Bedauern von Vergangenem nehmen immer mehr Raum ein. Dieses Schwelgen in der Vergangenheit und die entstehende Distanz zur Gegenwart machen das Leben von Honeysuckle-Personen umso unerfreulicher. Die entstandene Passivität macht sie nahezu untauglich, die Anforderungen des Alltags zu erfüllen. „Da war die Welt noch in Ordnung", „Ja, ja, die Jugend von heute" oder „Das Leben wird immer schwieriger und schlechter" sind Kommentare, die man von diesen Menschen häufig hören kann. Bilder und Gegenstände aus der Vergangenheit werden gesammelt, gehegt und gepflegt, um dabei lange in Gedanken an längst vergangene Tage zu verweilen. Der Verlust solcher Erinnerungsstücke wird nur schwer verkraftet. Für Mitmenschen ist die träumerische Wehmut häufig sehr ermüdend. Bei Kindern kann sich diese Veranlagung in ausgeprägtem Heimweh zeigen.

Manchmal tritt dieser Zustand durch die Verschlechterung der Lebensumstände ganz plötzlich zutage. Der Verlust eines geliebten Menschen oder finanzielle Schwierigkeiten lassen das Interesse an der Gegenwart fast völlig erlöschen und das Leben wird mehr geträumt als wirklich gelebt und gelenkt.

Wirkungsrichtung der Honeysuckle-Essenz

Diese Bach-Blütenessenz soll helfen, ein gesundes Verhältnis zu Vergangenheit und Gegenwart zu bekommen. Schöne Erinnerungen werden als Bereicherung erfahren und als Hilfe für das Handeln in der Gegenwart. Die künstlerische Begabung dieser Menschen drückt sich in der Schaffung von Kunstwerken aus, die Schönheit und Harmonie zum Ausdruck bringen. Durch die Fähigkeit, das Positive auch in der gegenwärtigen Situation zu erkennen, kann nun so manches Schwere und Unbequeme angenommen und verändert werden.

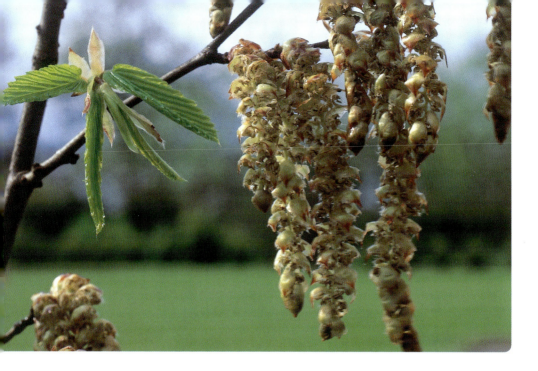

17 Hornbeam

Mentale Erschöpfung

Botanik

Carpinus betulus L., Hainbuche, Weißbuche, Familie: Betulaceae

Merkmale: Sommergrüner, reich verzweigter, bis 25 m hoher Baum mit anfangs kegelförmiger, später breiter Krone. Unscheinbare, grüne Blüten ohne Blütenhülle, in eingeschlechtlichen Kätzchen. Männliche Kätzchen sind 4-7 cm, weibliche 2-3 cm lang und erscheinen während dem Laubaustrieb

Blütezeit: Mai bis Juni

Standort: Auf mäßig nährstoffreichen, meist tiefgründigen, frischen bis humosen, sandigen oder steinigen Lehmböden. In Laubmischwäldern oder Reinbeständen, an Wegrändern und Hecken

Herstellungsmethode

Hornbeam wird nach der Kochmethode hergestellt (siehe Kapitel 5)

Kurzcharakteristik des Hornbeam-Seelenzustandes

Typische Verhaltensweisen im disharmonischen Zustand:

- Unmotiviert und geistig träge
- Fühlt sich müde, erschöpft und lustlos
- Schon beim Gedanken an eine bestimmte Tätigkeit überkommt einen eine lähmende Müdigkeit
- Ohne Schwung, fühlt sich dauernd überfordert
- Kommt morgens kaum in Gang
- Muss sich zu Pflichterfüllungen überwinden und aufraffen

DIE ORIGINAL BACH-BLÜTEN

- Fühlt sich durch eintönige Arbeiten mental erschöpft
- Montagstief und Morgenfrust
- Hat das Gefühl, keine Kraft mehr für die Bewältigung des Alltags zu haben
- Glaubt, ohne Aufputschmittel zu keiner Arbeit fähig zu sein

Persönlichkeitspotenzial bei harmonischer Entwicklung:

- Man geht mit Schwung und Optimismus an die gestellten Aufgaben des Alltags
- Wird fähig, sogar Aufgaben zu bewältigen, die scheinbar die eigenen Kräfte übersteigen
- Entwicklung einer positiven, aktiven Lebenseinstellung
- Gute Motivation, auch bei sich wiederholenden Tätigkeiten
- Kann aus der Routine ausbrechen und unerwarteten Impulsen spontan nachgeben
- Man erkennt, dass jeder Tag anders ist und freut sich auf die Arbeit
- Fühlt sich morgens ausgeschlafen und voller Energie

Beschreibung

Menschen, die laut Dr. Bach Hornbeam benötigen, fühlen sich durch die Anforderungen ihres täglichen Lebens oder gewisser Aufgaben müde und überlastet, obwohl sie eigentlich gut in der Lage wären, sie zu bewältigen. Sie wähnen sich schon morgens beim Aufwachen kraftlos, schlapp und ohne Schwung. Die Anforderungen des Tages scheinen sich wie ein unüberwindbarer Berg aufzutürmen. Hornbeam-Charaktere stufen ihre zu bewältigenden Aufgaben schwerer ein, als sie in Wirklichkeit sind. Am späten Nachmittag stellen sie zu ihrer Überraschung fest, dass sie doch alles gut bewältigen konnten. Durch ihre scheinbare Kraftlosigkeit fürchten sie sich vor neuen Tätigkeiten und begeben sich lieber in bequeme Routinen, was sie aber gleichzeitig noch mehr ermüdet. Sie haben das Gefühl, ohne einen starken Kaffee am Morgen ginge gar nichts. Werden sie aber durch interessante Aufgaben aus ihrer lähmenden Trägheit herausgeholt, sind sie auch ohne Aufputschmittel erstaunlich motiviert und vital.

Wirkungsrichtung der Hornbeam-Essenz

Hornbeam wird in der Bach-Blütenheilkunde angewendet, um schon am Morgen in eine positive Erwartungshaltung zu kommen und mit Freude an die gestellten Aufgaben des Tages heranzugehen. Allgemein soll mit ihrer Hilfe das Zutrauen zu den eigenen Fähigkeiten wachsen. Man bekommt die Kraft, aus eingefahrenen Gleisen auszubrechen.
Der natürliche Lebensrhythmus stellt sich wieder ein und die Hornbeam-Persönlichkeit gewinnt dadurch seelische Spannkraft und geistige Frische.

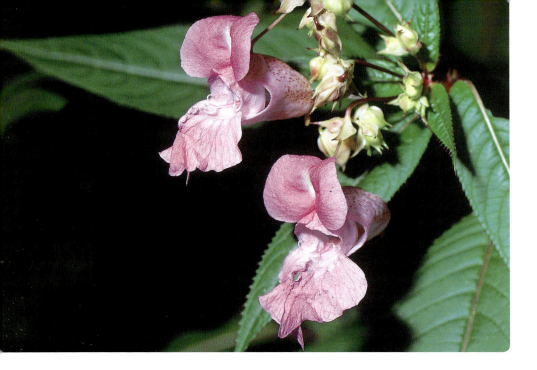

18 Impatiens

Ungeduldig, schnell und hektisch

Botanik

Impatiens glandulifera ROYLE, Drüsiges Springkraut, Familie: Balsaminaceae

Merkmale: Einjährige, 50-200 cm hohe Pflanze mit oben verzweigtem, bis 5 cm dickem Stängel. Blätter gegenständig bis 25 cm lang und bis 5 cm breit. Blüten in aufrechten 2- bis 14-blütigen Trauben, inklusive Sporn 25-40 mm lang, purpurrot, rosa oder weiß, duftend

Blütezeit: Juni bis Oktober

Standort: An Bachufern und in Auenwäldern auf feuchten bis nassen Böden

Herstellungsmethode

Impatiens wird nach der Sonnenmethode hergestellt (siehe Kapitel 5)

Kurzcharakteristik des Impatiens-Seelenzustandes

Typische Verhaltensweisen im disharmonischen Zustand:

- Denkt und handelt schnell, steht unter Hochspannung
- Erwartet von anderen ebenso rasches Denken und Handeln
- Ungeduldig, treibt andere auch grundlos zu Eile an
- Isst und trinkt hastig
- Kann nicht lange ruhig sitzen bleiben
- Schließt fast fertige Arbeiten voreilig ab
- Fällt vorschnell Entscheidungen
- Liebt die Unabhängigkeit
- Arbeitet am liebsten alleine im eigenen Tempo
- Als Vorgesetzter nicht besonders beliebt, „Antreiber, Einpeitscher"

- Schneller Stimmungswechsel
- Gesichtsfarbe wechselt plötzlich, mal feuerrot, mal blass
- Durch die eigene Intensität schnell erschöpft
- Man wird durch die Ungeduld mit anderen Menschen einsam
- Schlafstörungen, krampfartige Schmerzen, Juckreiz durch Unruhe

Persönlichkeitspotenzial bei harmonischer Entwicklung:

- Geduldig, sanftmütig
- Kann sich gut auf Menschen mit unterschiedlichen Naturellen einstellen
- Schnelle Auffassungsgabe, sehr reaktionsschnell

Beschreibung

Menschen, die von der Bach-Blütenessenz Impatiens profitieren sollen, sind genau das, was der englische Pflanzenname aussagt: Sie sind ein Ausdruck der Ungeduld. Ihre innere Unruhe und Schnelligkeit wird manchmal von anderen Menschen fast körperlich wahrgenommen. Sie stehen unter Hochspannung, denken und handeln außergewöhnlich schnell. Man kann sie auch als unruhig, hastig, gehetzt oder getrieben bezeichnen. Das führt dazu, dass Entscheidungen vorschnell getroffen werden und Impatiens-Menschen auch latent unfallgefährdet sind. Durch die schnelle Reaktionsfähigkeit wird häufig das Schlimmste verhindert. Auch das Essen wird verschlungen und Getränke hinuntergestürzt. Auf ihre etwas langsameren Mitmenschen reagieren sie mit Ungeduld und treiben diese zur Eile an, auch wenn dies im Moment nicht notwendig ist. Dadurch machen sie sich auch als Vorgesetzte unbeliebt.
Verzögerungen auf Reisen oder im Restaurant lässt sie rasch gereizt reagieren. Die Stimmung kann sehr plötzlich wechseln, gerade noch wütend mit hochrotem Kopf und fünf Minuten später blass erschöpft und ruhig. Durch die gehetzte und ungeduldige Reaktion auf andere Menschen kann eines ihrer Probleme die Einsamkeit sein.
Kinder sind zappelig und können kaum einen Moment ruhig sitzen.
Auch körperlich macht sich das überreizte Temperament durch Schlafstörungen, nervöse Beschwerden mit Krämpfen, Juckreiz, Zuckungen oder Bluthochdruck bemerkbar. Diesen Menschen tut besonders gut, wenn sie ohne Zeitdruck im eigenen Tempo arbeiten können. Tätigkeiten, die große Genauigkeit erfordern, sind für sie nicht geeignet.

Wirkungsrichtung der Impatiens-Essenz

Impatiens-Typen sollen mit Hilfe von Impatiens trotz der eigenen schnellen Denkweise Geduld aufbringen können. Die verschiedenen Temperamente ihrer Mitmenschen erkennen sie nun und reagieren entsprechend darauf. Sie setzen das eigene Potential des schnellen Handelns und Denkens zum Wohl der anderen und für ihr eigenes Wohlergehen ein. Rasch arbeiten sie sich in verschiedenste Gedankenmodelle ein und beginnen sofort mit einer geplanten Arbeit. Haben sie ihren eigenen Rhythmus gefunden können sie auch in kurzer Zeit Ergebnisse vorweisen.

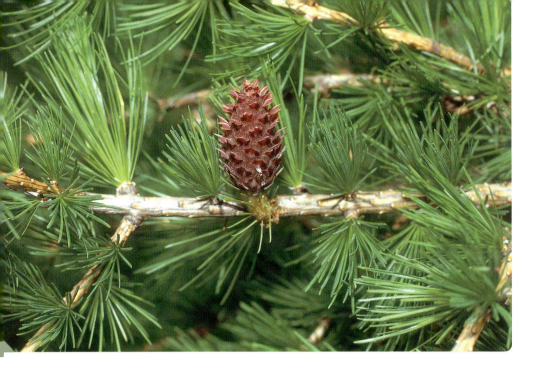

19 Larch — Mangelndes Selbstvertrauen

Botanik

Larix decidua MILL., Europäische Lärche, Familie: Pinaceae

Merkmale: Sommergrüner, bis 40 m hoher Baum mit anfangs schmal kegelförmiger, später breiter Krone. Eingeschlechtliche Blüten, erscheinen kurz vor dem Laubaustrieb. Die männlichen Blüten sind eiförmig, 5-10 mm lang, schwefelgelb und befinden sich an unbenadelten Kurztrieben. Die weiblichen Blüten, die meist an dreijährigen benadelten Kurztrieben aufrecht stehen, sind etwa 10 bis 20 mm groß, rosa- bis dunkelrot gefärbt und vergrünen zum Herbst

Blütezeit: April bis Juni

Standort: Nährstoffreiche, lehmig-tonige oder sandige, mittel- bis tiefgründige Böden auf sowohl saurem als auch basischem Gestein

Herstellungsmethode

Larch wird nach der Kochmethode hergestellt (siehe Kapitel 5)

Kurzcharakteristik des Larch-Seelenzustandes

Typische Verhaltensweisen im disharmonischen Zustand:

- Fühlt sich anderen Menschen von vornherein unterlegen
- Minderwertigkeitskomplexe
- Nimmt sich häufig zurück
- Verhält sich bei Chancen passiv und zögerlich
- Falsche Bescheidenheit durch schwaches Selbstwertgefühl
- Hat Angst, etwas falsch zu machen und sich zu blamieren

- Verträgt Kritik schlecht
- Man rechnet sofort mit Misserfolgen
- Denkt, andere seien schöner und klüger als man selbst
- Sehr selbstkritisch
- Schüchtern und zaghaft
- Gibt vorzeitig auf und wird dadurch gleichzeitig innerlich frustriert
- Man drückt andere nieder, um selbst stark zu erscheinen

Persönlichkeitspotenzial bei harmonischer Entwicklung:

- Minderwertigkeitskomplexe nehmen ab, die Selbstsicherheit wächst
- Stärkt die Entschlusskraft, den Mut und die Risikobereitschaft
- Erkennt die eigenen positiven Eigenschaften und Begabungen
- Lernt seine Schwächen und Fehler zu akzeptieren, ohne ihnen großes Gewicht beizumessen
- Nimmt seinen angemessenen Platz in der Gesellschaft ein
- Traut sich mehr zu und ergreift mögliche Chancen
- Man beginnt Unternehmungen, vor denen man früher zurückgeschreckt wäre

Beschreibung

Im negativen Larch-Zustand richtet die Persönlichkeit ihr Augenmerk zu sehr auf die negativen Erfahrungen und hält daran fest. Hat sie einmal in einer Sache versagt, so ist sie auch in Zukunft gefühlsmäßig von der eigenen Unfähigkeit überzeugt. Da man vom vermuteten eigenen Unvermögen so überzeugt ist, versucht man es auch erst gar nicht mehr. Larch-Charaktere können so ihre vielfältigen Fähigkeiten nicht entfalten. Dadurch verarmen sie, ihr Leben wird langweilig und fade. Sie wirken auf ihre Umwelt oft sehr „vernünftig", denn ihre Begründungen für ihre Vermeidung bestimmter Tätigkeiten und Dinge hören sich sehr logisch an. „Ich würde mich ja gerne auf diese Stelle bewerben, aber mit 50 habe ich da sowieso keine Chance mehr" oder „Frauen können so etwas nicht, das muss mein Mann machen".

Larch-Tendenzen können sich nach den Erkenntnissen der Bach-Blütentherapie schon früh ausbilden, wenn die Eltern das Kind beruflich in eine Richtung drängen, die nicht seiner Begabung entspricht. Sie können auch später noch entstehen, wenn man beispielsweise eine schlimme Mobbing-Erfahrung gemacht hat oder als Flüchtling in ein fremdes Land kommt, wo man weder die Sprache noch die Kultur richtig kennt. Hier kann sich rasch ein tiefgreifendes Minderwertigkeitsgefühl entwickeln.

Wirkungsrichtung der Larch-Essenz

Die Larch-Essenz hilft nach Dr. Bach, ein negatives Selbstbild abzubauen und angelegte Fähigkeiten, die bisher nicht genutzt wurden, zu entfalten. Gelassenheit auch gegenüber einem möglichen Misserfolg stellt sich ein. Man wagt sich immer wieder an etwas Neues und kann dadurch seine eigenen Grenzen mehr und mehr ausdehnen. Der Teufelskreis von immer stärkerem Rückzug wird umgekehrt. Je mehr man sich traut, desto mehr Selbstbewusstsein bekommt man. Dadurch wagt man noch mehr Neues.

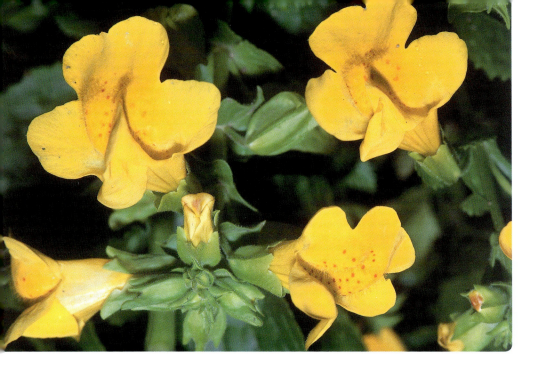

20 Mimulus

Vielerlei konkrete Ängste

Botanik

Mimulus guttatus DC., Gefleckte Gauklerblume, Familie: Phrymaceae

Merkmale: Bis zu 60 cm hohe Staude, zwittrige, zygomorphe Blüten mit 12 bis 25 mm langen Blütenstielen. Die gelben Kronblätter sind zu einer 2 bis 4,5 cm langen Kronröhre verwachsen, die zum Teil rötlich gefleckt ist

Blütezeit: Juni bis September

Standort: Am Ufer von Bächen, Flüssen und Seen, auf feuchten Böden

Herstellungsmethode

Mimulus wird nach der Sonnenmethode hergestellt (siehe Kapitel 5)

Kurzcharakteristik des Mimulus-Seelenzustandes

Typische Verhaltensweisen im disharmonischen Zustand:

- Schüchtern, zaghaft, ängstlich
- Stellt sich vieles schwieriger oder gefährlicher vor, als es ist
- Ist aus Ängstlichkeit angespannt
- Konkrete Ängste z.B. vor Hunden, Spinnen, einer speziellen Krankheit, bestimmten Personen, vor einer neuen Situation, in der Öffentlichkeit eine Rede halten zu müssen
- Möchte nicht angesprochen werden, vor allem nicht in einer größeren Runde
- Hat Angst vor dem Alleinsein, fühlt sich aber auch in Gesellschaft anderer Menschen unwohl

- Behält Befürchtungen für sich, traut sich nicht darüber mit anderen zu reden
- Angst vor Höhe, Platzangst
- Körperlich empfindlich, bekommt rasch kalte Hände und Füße
- Leidet an Sprachschwierigkeiten, kommt öfters in Stottern
- Sensibel, Überempfindlichkeiten aller Art: z.B. gegen laute Geräusche, grelles Licht, starke Gerüche, Hitze, Kälte
- Wird leicht rot, bekommt feuchte Hände
- Wird ängstlich, wenn etwas nicht gleich klappt
- Kann nachts nicht schlafen aus Angst vor etwas Neuem am nächsten Tag
- Kinder fremdeln und klammern sich an die Mutter

Persönlichkeitspotenzial bei harmonischer Entwicklung:

- Ängste schwächen sich ab, man fühlt sich den Dingen gewachsen
- Mut und innere Gelassenheit
- Man lernt, mit der eigenen Sensibilität besser umzugehen und entwickelt dadurch eine persönliche Tapferkeit, mit der man über seine Ängste hinauswachsen kann
- Man entwickelt Verständnis und Mitgefühl gegenüber Menschen in ähnlicher Situation

Beschreibung

Menschen im Mimulus-Zustand leiden unter konkreten Ängsten aller Art: z.B. an Krebs zu erkranken, vom Nachbarhund gebissen zu werden, am Arbeitsplatz von Kollegen abgelehnt zu werden oder vor dem Besuch beim Zahnarzt.
Stark Mimulus-geprägte Menschen sind oft zart gebaut und sensibel. Sie fühlen sich in größeren Menschengruppen unwohl. Wenn sie angesprochen werden bekommen sie schweißfeuchte Hände und geraten beim Antworten ins Stottern. Gegenüber Umwelteinflüssen wie Lärm, grellem Licht, Gestank oder großer Kälte reagieren sie empfindlich. Insgesamt sind sie eher zurückhaltend und sprechen nur ungern über ihre verschiedenen Ängste. Sogar die Vorstellung, dass andere ihre Angst bemerken könnten, macht ihnen Angst. Einige Mimulus-Charaktere können ihren inneren Zustand gut überspielen, indem sie kraftvoll und extrovertiert auftreten. Erst wenn man sie etwas besser kennt, bemerkt man ihre inneren Unsicherheiten und Ängste.
Viele Mimulus-Menschen reagieren empfindlich auf Stress und werden krank, wenn sie zu stark unter Druck geraten. Um angstvolle Situationen zu verhindern, vermeiden sie alles, was sie damit in Berührung bringen könnte.

Wirkungsrichtung der Mimulis-Essenz

Wird Mimulus eingenommen, sollen übergroße Ängste abgebaut werden können und Gefahren vernünftig eingeschätzt werden – man wird allgemein gelassener. Man erkennt, dass die eigenen Ängste oft übertrieben sind und kann ihnen gegenüber eine distanziertere Beobachterrolle einnehmen. Dadurch steht man mehr über den Ängsten, anstatt von ihnen beherrscht zu werden.
Durch die Mimulus-Blütenessenz bekommen Betroffene laut Dr. Bach die innere Stärke, sich ihren angstbesetzten Themen zu stellen und durch sie hindurchzugehen. Sie werden dadurch mit der Zeit immer mutiger und selbstsicherer. Das Urvertrauen in das Leben erwacht wieder.

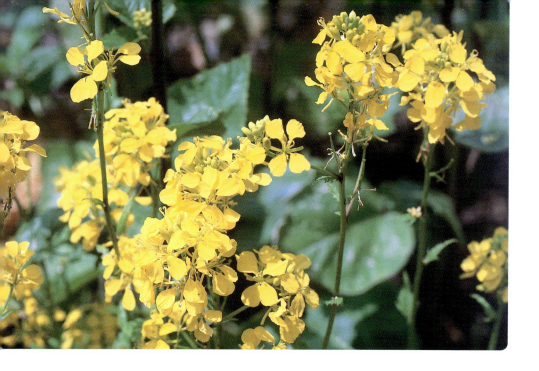

21 Mustard

Plötzliche tiefe Traurigkeit ohne erkennbaren Anlass

Botanik

Sinapis arvensis L., Ackersenf,
Familie: Brassicaceae

Merkmale: Einjährige, krautige, bis zu 60 cm hohe Pflanze. Die oberen Stängelblätter sind meist borstig behaart und ungleich grob gezähnt und schmecken scharf würzig. Er wächst bevorzugt auf Äckern und an Wegrändern. Die schwefelgelben Blüten haben vier Blütenblätter, die Samen sitzen in länglichen, meist kahlen Schoten

Blütezeit: Juni bis August

Standort: In Äckern als Ackerunkraut und an Wegrändern; auf nährstoff- und stickstoffreichen sowie kalkhaltigen Böden

Herstellungsmethode

Impatiens wird nach der Kochmethode hergestellt (siehe Kapitel 5)

Kurzcharakteristik des Mustard-Seelenzustandes

Typische Verhaltensweisen im disharmonischen Zustand:

- Fällt ohne offensichtlichen Grund in einen Zustand tiefer Traurigkeit und Melancholie
- Ist plötzlich von jeder Lebensfreude wie abgeschnitten
- Hat wenig Antrieb etwas zu tun, zu nichts Lust

- Kann sich nicht willentlich oder durch Ablenkung aus der depressiven Verstimmung herausheben, auch nicht um andere zu täuschen
- Die Wahrnehmung ist stark eingeschränkt
- Wie von einer dunklen Wolke des Weltschmerzes eingehüllt
- Ist introvertiert und im Schwermut gefangen
- Man hat Angst vor diesen unerwarteten Episoden der Traurigkeit
- Ein Gefühl des Ausgeliefertseins, bis sich unerwartet die Stimmung wieder bessert und Lebensfreude möglich ist
- Ein Gefühl der Verlangsamung stellt sich ein
- Man muss immer wieder weinen
- Es scheint unmöglich, unter diesen Umständen glücklich oder fröhlich zu sein

Persönlichkeitspotenzial bei harmonischer Entwicklung:

- Man akzeptiert die Stimmungsveränderungen als natürlichen Rhythmus und geht bewusst durch sie hindurch
- Menschen mit tiefen Gefühlen, empfindsam und mitfühlend
- Entwickelt heitere Gelassenheit dem Leben gegenüber

Beschreibung

Mustard ist die Essenz der Bach-Blütenheilkunde für den Zustand der depressiven Verstimmung. Wie bei der endogenen Depression, die ohne erkennbaren Grund plötzlich die Lebensfreude raubt, ist auch der Mustard-Zustand für den Betroffenen und seine Umgebung nicht rational zu erklären. Wie wenn sich ein dichter Nebel des Weltschmerzes, der Trauer und Sinnlosigkeit auf die eigene Seelenlandschaft gesenkt hätte, wird es unerwartet trübe, dunkel und unangenehm. Man muss auf besseres Seelenwetter warten, kein Ablenkungsmanöver, keine Willensanstrengung kann den Zustand wieder aufhellen. In diesem düsteren Gemütszustand ist alles zu viel und zu anstrengend. Man kann sich zu nichts aufraffen, Humor oder Lebensfreude scheinen unmöglich zu sein. Dann, ebenso unerwartet wie er gekommen ist, löst sich der Nebel auf, die Stimmung hebt sich und ein angenehmes Lebensgefühl stellt sich wieder ein.

Durch die Plötzlichkeit dieser Phasen und den fehlenden Möglichkeiten, sie selbst zu beeinflussen, haben Mustard-Menschen Angst vor dem nächsten Versinken in dunklen Stimmungen.

Bei Menschen in extremen Mustard-Zuständen sollte man sich vergewissern, dass sie in ärztlicher Behandlung sind.

Wirkungsrichtung der Mustard-Essenz

Mustard soll bei der Entwicklung von mehr Gelassenheit und Abgeklärtheit im Umgang mit den Stimmungsschwankungen helfen, denen diese Menschen unterworfen sind. Die tiefen Gefühle dieses Persönlichkeits-Typs ermöglichen in den Zeiten der hellen Stimmung eine intensive Verbindung mit anderen Menschen und der Natur. Künstler können so ihr reiches Gefühlsleben mit den Mitteln der Kreativität ausdrücken und berührende Kunstwerke erschaffen.

Eine Gewissheit, dass auch Phasen der Schwermut wieder nachlassen werden soll sich einstellen und die empfundene Traurigkeit erträglicher werden lassen.

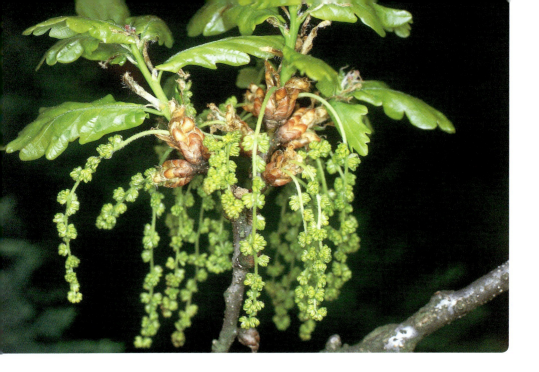

22 Oak

Zu viel Ehrgeiz und Pflichtgefühl führen zu Überarbeitung

Botanik

Quercus robur L., Stieleiche, Familie: Fagaceae

Merkmale: Sommergrüner, 30 bis 40 m hoher Baum mit dichter breiter Krone, dicke Borke, wechselständige 2-7 mm lange gestielte Blätter mit 5-6 rundlichen Buchten und ganzrandigen Lappen. Unscheinbare Blüten, in eingeschlechtlichen Ständen, einhäusig. Weibliche Blüten in lang gestielten, ein- bis dreiblütigen Ähren, männliche Kätzchen büschelig gehäuft

Blütezeit: April bis Mai

Standort: Auf tiefgründigen, feuchten und nährstoffreichen Lehm- und Sandböden

Herstellungsmethode

Oak wird nach der Sonnenmethode hergestellt (siehe Kapitel 5)

Kurzcharakteristik des Oak-Seelenzustandes

Typische Verhaltensweisen im disharmonischen Zustand:

- Starke Neigung, sich zu überarbeiten, dann innerlich niedergeschlagen
- Man zeigt eine fast übermenschliche Ausdauer und Geduld, die eigenen Bedürfnisse werden nur wenig beachtet
- Arbeitet hart, klagt aber nie
- Überfordert sich aus Angst, Schwäche zu zeigen

- Arbeitet nur aus Pflichtgefühl oder weil man meint, „es sich schuldig zu sein"
- Man trägt die Last anderer mit
- Sein eigenes Ruhebedürfnis ignoriert man
- Gegen Krankheiten kämpft man tapfer an
- Bemüht sich, die eigene Energielosigkeit und Müdigkeit nicht nach außen sichtbar werden zu lassen
- Hat das Motto verinnerlicht: Zähne zusammenbeißen und durchhalten
- Für seine tapfere Leistung wird man bewundert
- Man hat die Einstellung, dass man einmal begonnene Dinge unbedingt zum Abschluss bringen muss
- Hat großen Ergeiz und nimmt ungern fremde Hilfe an

Persönlichkeitspotenzial bei harmonischer Entwicklung:

- Wird gelassener und entspannter
- Kann auch erkennen, wenn eine Situation aussichtslos ist oder keinen Sinn mehr ergibt und entsprechend reagieren
- Man kann überholte Pflichtgefühle loslassen, wird nachgiebiger, flexibel und ist auch zu Kompromissen bereit
- Man leistet viel, erkennt aber auch, wenn es genug ist
- Meistert das Leben mit Freude, Kraft und Ausdauer
- Bekommt insgesamt eine etwas lockerere Einstellung

Beschreibung

Für die Oak-Menschen der Bach-Blütenheilkunde ist das Leben ein ständiger Kampf. Man hat alle Eigenschaften, um im Leben immer wieder Sieger zu sein: starke Widerstands- und Willenskraft, Mut, Pflichttreue und hohe Ideale. In Notzeiten oder bei Krankheiten hält man noch durch, wenn andere aufgeben.

Das ganze Selbstbild der Oak-Persönlichkeit baut sich auf Leistung und Pflichterfüllung auf. Diese Eigenschaften können sich zum sturen, kompromisslosen Durchhaltezwang und geistiger Unbeweglichkeit entwickeln. Auch wenn die Kräfte aufgebraucht sind, versucht man noch mit aller Energie und Zähigkeit gegen die eigene Schwäche anzukämpfen, um die Aufgabe zu erfüllen. Man ist sehr bemüht, das Nachlassen der Leistungskraft vor anderen zu verbergen, auch wenn dies mit der Zeit kaum noch möglich ist.

Wirkungsrichtung der Oak-Essenz

Oak hilft nach Dr. Bach, innerlich beweglicher und kompromissbereiter zu werden und baut Verantwortungs- und Leistungszwänge ab. Dies führt zu einer allgemeinen seelischen und körperlichen Entspannung und mehr Gelassenheit. Durch den nachlassenden inneren Druck können die Energien wieder freier fließen und Vitalität und Lebensfreude nehmen zu. Man bekommt die Stärke und Standfestigkeit einer Eiche, gleichzeitig aber auch die innere Ruhe und Geduld.

Diese Blüte soll auch bei Prüfungsstress helfen. Durch die innere Standfestigkeit und Gelassenheit kann man konzentrierter und damit leichter lernen und am Prüfungstermin viel besser mit dem angeeigneten Wissen glänzen.

Durch Oak soll man unter Dinge, die eigentlich schon längst hätten beendet oder abgebrochen werden sollen, einen Schlussstrich ziehen können. Raum für Neues kann sich entwickeln.

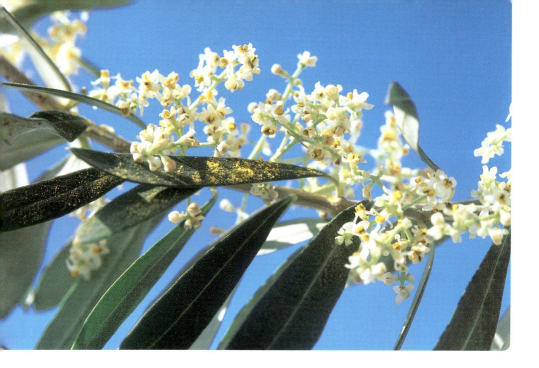

23 Olive

Totale Erschöpfung und Kraftlosigkeit

Botanik

Olea europea L., Olive, Familie: Oleaceae

Merkmale: Der langsam wachsende, immergrüne, bis zu 20 m hohe Olivenbaum kann mehr als 1000 Jahre alt werden. Er ist nicht frostbeständig, reich verzweigt, mit grüngrauer, glatter und im Alter rissiger Rinde. Die gegenständigen, kleinen Laubblätter sind schmal, lanzettlich und ganzrandig und an der Unterseite behaart. Die Blütenrispen tragen jeweils 20 bis 40 unauffällige weiße Blüten

Blütezeit: In den Frühlingsmonaten, je nach Standort

Standort: Sonnige, heiße Standorte, geringe Ansprüche an den Boden

Herstellungsmethode

Olive wird nach der Sonnenmethode hergestellt (siehe Kapitel 5)

Kurzcharakteristik des Olive-Seelenzustandes

Typische Verhaltensweisen im disharmonischen Zustand:

- Ist außer Stande, seine alltäglichen Arbeiten auszuführen
- Lähmende Müdigkeit und Erschöpfung zwingt zum Liegen
- Nach längeren Phasen der Überforderung total erschöpft
- Man will nur noch Ruhe
- Jede noch so kleine Tätigkeit ist zu viel

- Durch seelische Anstrengungen und innere Prozesse fühlt man sich zutiefst ausgelaugt
- Zeiten der Belastbarkeit wechseln sich mit Zeiten völliger Erschöpfung ab

Persönlichkeitspotenzial bei harmonischer Entwicklung:

- Kann die eigenen Kraftreserven gut einschätzen
- Man organisiert sein Leben so, dass es einen nicht überlastet und genügend Ruhepausen bietet
- Durch den klugen Einsatz der eigenen Kräfte kann vieles geleistet und bei Bedarf viel Vitalität und Kraft aufgebracht werden
- Man entwickelt ein inneres Gespür für den Umgang mit anstrengenden Phasen und kann damit auch größere Belastungen meistern

Beschreibung

Menschen, für die Olive in der Bach-Blütenheilkunde eingesetzt wird, sind meist mit einer eher schwächeren Konstitution und Lebenskraft ausgestattet. Durch Lebensabschnitte, in denen andauernde Beanspruchungen an der eigenen Kraft zehren, kommen diese Menschen in einen Zustand der völligen Schwäche und Kraftlosigkeit. Sei es durch die Pflege eines alten oder kranken Familienmitglieds, durch große seelische Belastungen, eigene anhaltende Erkrankung oder dauernde berufliche Überlastung – plötzlich ist der Akku leer und nichts geht mehr.
Durch die sehr unterschiedliche Belastbarkeit kann dieser Erschöpfungszustand beim einen Menschen gut nachvollziehbar sein, bei anderen auch nach kleineren Anstrengungen auftreten. Nachdem die Grenzen der eigenen Leistungsfähigkeit restlos ausgeschöpft, ja sogar überschritten wurden, sind die Olive-Typen ihrer Ausgelaugtheit und Müdigkeit ausgeliefert und müssen sich ausruhen. Nun sind sogar kleinere Tätigkeiten wie Telefonieren, Lesen, Essenmachen oder Einkaufen zu anstrengend und man hat zu nichts mehr Lust. Nur noch Ruhe, Ruhe, Ruhe. Dieser Zustand kann seinen Schwerpunkt sowohl im körperlichen, als auch im seelischen Bereich haben.

Wirkungsrichtung der Olive-Essenz

Olive-Blütenessenz hilft nach Dr. Bach Menschen in diesem Zustand der völligen Erschöpfung die eigenen Kräfte wieder zu entwickeln. Auch für Menschen, die das Schwanken zwischen guter Leistungsfähigkeit und völliger Entkräftung öfters bei sich feststellen, wird Olive eingesetzt, um ein besseres Haushalten mit den eigenen Energien zu fördern.
Ist ein Olive-Mensch im harmonischen Zustand, weiß er sehr genau, welche Belastungen er auf sich nehmen kann und wann es zu viel wird. Daher setzt er klug und gezielt die eigene Lebensenergie ein und erreicht damit gute Ergebnisse. Er entwickelt das Vertrauen, dass im entsprechenden Moment genügend Vitalität zu Verfügung stehen wird und gönnt sich immer wieder auch Zeiten der Ruhe und Regeneration.

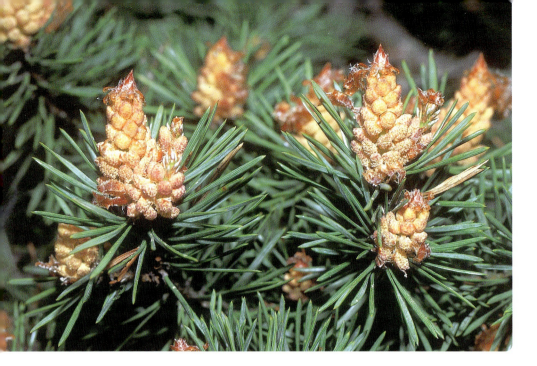

24 Pine

Übertriebene Schuldgefühle

Botanik

Pinus sylvestris L., Waldkiefer oder Föhre, Familie: Pinaceae

Merkmale: Dieser in der Wuchsform sehr variable Nadelbaum wird bis zu 40 Meter hoch und höchstens 500 Jahre alt. Er hat im unteren Stammbereich eine braunrote, tiefrissige und grobschuppige Rinde, im oberen Stammbereich die orangefarbene, dünne Spiegelrinde. Die Nadeln sind blaugrün und 4-7 cm lang. Die Kiefer hat männliche und weibliche Zapfen

Blütezeit: April bis Mai

Standort: Anspruchslos, besiedelt eher arme, trockene Böden sowie sandige und moorige Standorte, die für andere Arten nicht geeignet sind

Herstellungsmethode

Pine wird nach der Kochmethode hergestellt (siehe Kapitel 5)

Kurzcharakteristik des Pine-Seelenzustandes

Typische Verhaltensweisen im disharmonischen Zustand:

- Fühlt sich sofort an Misserfolgen oder Unglücksfällen schuldig
- Hat sich selbst gegenüber höhere Ansprüche als an andere
- Nimmt sich aus Angst, sich schuldig zu machen, zurück
- Stellt sich in den Hintergrund
- Hat überhöhte moralisch-ethische Grundsätze

DIE ORIGINAL BACH-BLÜTEN

- Lässt sich leicht durch Schuldzuweisungen beeinflussen
- Gibt sich selbst an allem die Schuld
- Macht sich Vorwürfe, nicht richtig gehandelt, gedacht oder gefühlt zu haben
- Nimmt die Schuld eines Anderen auf sich und fühlt sich verantwortlich
- Man entschuldigt sich häufig für kleine Fehler und Versäumnisse

Persönlichkeitspotenzial bei harmonischer Entwicklung:

- Man kann die eigenen Fehler erkennen und diese akzeptieren
- Bereit Verantwortung zu übernehmen und zu helfen
- Erkenntnis, dass sich Schuld nicht ganz vermeiden lässt
- Erkenntnis, dass man es nicht immer selbst in der Hand hat, wie sich eine Handlung auswirkt

Beschreibung

Die Bach-Blütenheilkunde beschreibt Personen mit der Pine-Veranlagung auf folgende Weise: Sie machen sich das Leben durch Selbstvorwürfe schwer. Überall sehen sie sich mit ihrem vermeintlichen Versagen und ihrer scheinbaren Schuld konfrontiert. Daher hört man auch sehr häufig Sätze wie „Entschuldigen Sie bitte den Zustand meiner Wohnung", oder „Es tut mir leid, Sie stören zu müssen", oder „Es ist meine Schuld, dass die Kinder so wild sind". Überspitzt gesagt, würden sich Pine-Menschen am liebsten auch noch dafür entschuldigen, dass es sie gibt.
Es kann bei ihnen keine große Lebensfreude aufkommen, da es immer genügend Schuldgefühle gibt, die man sich aufbauen kann: immer noch Fleisch zu essen, die Umwelt zu verschmutzen, den Treibhauseffekt mit zu verursachen, reich zu sein während so viele hungern, und, und, und. Durch ihr hochentwickeltes Wertesystem können sie diesem häufig selbst nicht entsprechen. Dadurch entsteht ein entmutigendes Gefühl von Schuld. Auch die Verantwortung für die Taten anderer wird übernommen und ruft wiederum Schuldgefühle hervor. Diese Menschen neigen zur Selbstentwertung, sind häufig müde, erschöpft, mutlos und können ihre eigenen Leistungen nicht würdigen.

Wirkungsrichtung der Pine-Essenz

Die Pine-Blütenessenz soll den Schritt zur Selbstannahme ermöglichen. Man kann nun erkennen, dass es unmöglich ist zu leben, ohne Fehler zu begehen und – wenn man es so nennen will – Schuld auf sich zu laden. Dass Lebensfreude etwas Gutes ist und man sich persönliches Glück wünschen darf, wird wieder deutlich. Mit den eigenen Unzulänglichkeiten kann nun leichter umgegangen werden, sie werden als integraler Teil des Menschseins betrachtet und sich selbst zu mögen und anzunehmen wird möglich.
Die harmonisch entwickelte Pine-Persönlichkeit der Bach-Blütentherapie kann sich kleinere und auch größere Fehler vergeben, aus ihnen lernen und weiter voranschreiten. Die Blockade, die durch die selbstverurteilenden Schuldgefühle errichtet wurde, kann nun durchbrochen werden. Durch die feine Wahrnehmung von Recht und Unrecht, Opfer und Täter, Schuld und Unschuld, sind diese Menschen gute Freunde, die in Gewissensfragen beratend zur Seite stehen, ohne zu verurteilen.

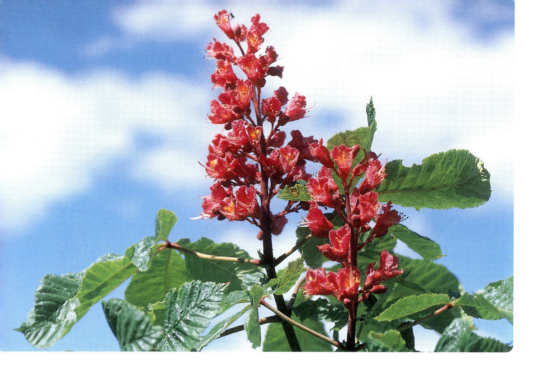

25 Red Chestnut

Zu viele Sorgen um andere, zu wenig um sich selbst

Botanik

Aesculus carnea, Rote Kastanie, Purpurkastanie, Familie: Hippocastanaceae

Merkmale: Ein kräftiger, bis zu 20 m hoher, breit gewölbter Baum mit hellroten pyramidenförmigen Blütenständen. Die röhrenförmigen Blüten haben eine deutliche Schlundzeichnung und sind am Rand drüsig und zottig. Die Herbstfärbung ist gelb oder rotbraun. Selten fruchtend. Die Fruchtkapsel mit brauner Nuss ist nur gering bestachelt

Blütezeit: Mai bis Anfang Juni

Standort: Sonniger Standort auf sandig-lehmig bis lehmig-tonigen, eher nährstoffreichen Böden. Diese sollten frisch bis feucht sein

Herstellungsmethode

Red Chestnut wird nach der Kochmethode hergestellt (siehe Kapitel 5)

Kurzcharakteristik des Red-Chestnut-Seelenzustandes

Typische Verhaltensweisen im disharmonischen Zustand:

- Macht sich ständig Sorgen um nahestehende Menschen
- Muss sich immer ausmalen, was Schlechtes passieren könnte, welche Risiken bestehen
- Möchte, dass sich nahe Angehörige häufig melden, damit man sich keine Sorgen machen muss

- Man bindet durch übertriebene Sorge andere Menschen an sich
- Die Vorstellungen von der Zukunft drehen sich hauptsächlich um Unfälle, Missgeschicke und Schicksalsschläge nahestehender Menschen
- Angehörige fühlen sich durch das ständige Sorgen um sie erdrückt
- Man überträgt die eigenen Ängste auf das Leben der anderen
- Man macht sich nur um die anderen Sorgen, nicht um sich selbst
- Ständiges Ermahnen der Kinder zur Vorsicht
- Lebt mehr das Leben der anderen als das eigene

Persönlichkeitspotenzial bei harmonischer Entwicklung:

- Man kann sich gut in die Gefühle und Sorgen von Mitmenschen hineindenken
- In schwierigen Situationen ist man für andere da
- Man findet den Mittelweg zwischen enger Verbindung und dem Respekt vor dem anderen
- Man hat Vertrauen in den Fluss der Dinge und lenkt bewusst das eigene Leben

Beschreibung

Diese Menschen haben eine enge gefühlsmäßige Verbindung zu ihren Mitmenschen. Da sie aber viele Ängste haben und diese hauptsächlich auf das Leben der anderen projizieren, belasten sie sich und ihre Umwelt durch ein ständiges Besorgtsein. Mütter mit dieser Tendenz lassen ihre Kinder am liebsten nichts unternehmen, was Gefahren bergen könnte. Sind die Kinder nicht in ihrer Obhut, machen sie sich ständig Gedanken, welche Unglücke passieren könnten. „Wenn ich mir nur vorstelle, was alles passieren könnte", „Ich konnte vor lauter Sorgen kaum ein Auge zu tun", oder „Melde dich sofort wenn Du ankommst, damit ich nicht vor Sorgen umkomme" sind typische Äußerungen von Red-Chestnut-Typen.

Das ständige Erwarten von Unglück ist für die nahestehenden Menschen eine Belastung und Kinder werden von den übervorsichtigen Müttern oder Vätern sehr stark an sich gebunden und verhätschelt. Um sich keine Sorgen machen zu müssen, werden Angehörige gerne kontrolliert. Der Red-Chestnut-Zustand zeigt sich auch auf den Gesichtern; diese sind und werden selten durch ungetrübte Freude aufgehellt.

Wirkungsrichtung der Red-Chestnut-Essenz

Diese Blütenessenz soll den Menschen wieder mehr in seine Mitte bringen. Anstatt sich andauernd Sorgen um andere zu machen, packt der Betroffene sein eigenes Leben wieder an und kann die eigenen Lebensziele in Angriff nehmen. Die Umgebung wird weniger kontrolliert und durch die oft unnötigen Sorgen erdrückt. Ist ein Mitmensch wirklich in Schwierigkeiten, kann man dann auch hilfreich zur Seite stehen und mitfühlend zuhören.

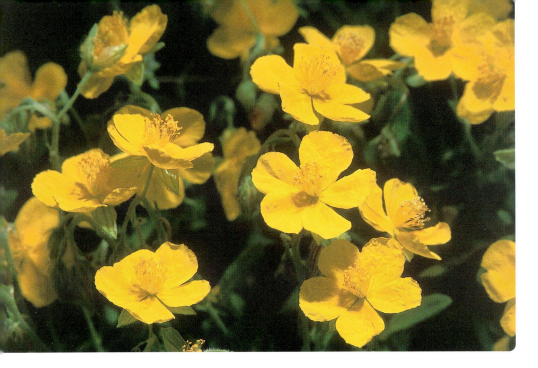

26 Rock Rose

Angst- und Panikzustände

Botanik

Helianthemum nummularium (L.) MILL., Gelbes Sonnenröschen, Familie: Cistaceae

Merkmale: An der Basis verholzende, mehrjährige, 10-30 cm hohe Pflanze mit gegenständigen Laubblättern, elliptisch-eiförmig, ganzrandig und bewimpert und lanzettlichen Nebenblättern. Die zitronen- bis goldgelben Blüten mit bis zu 18 mm Durchmesser stehen in wenigblütigen, traubigen Blütenständen.

Blütezeit: Mai bis September

Standort: Sonnige Trockenhänge, Heiden, Waldränder und Felsen

Herstellungsmethode

Rock Rose wird nach der Sonnenmethode hergestellt (siehe Kapitel 5).

Kurzcharakteristik des Rock-Rose-Seelenzustandes

Typische Verhaltensweisen im disharmonischen Zustand:

- Man ist vor Angst und Schreck wie gelähmt
- In Notsituationen gerät man in Panik und ist vor Angst außer sich
- Ein Ereignis trifft einen wie ein Schlag in die Magengrube
- Überschießende, unkontrollierbare Reaktionen
- Ist leicht von einer Situation überwältigt
- Vor Schreck bleibt einem die Luft weg
- Es bleibt einem fast das Herz stehen
- Man kann auf überraschende oder belastende Situationen nicht gelassen reagieren
- Panische Angst überfällt einen

- Kontrollierende, planende Menschen werden von einem nicht planbaren Zwischenfall völlig aus der Bahn geworfen
- Empfindliche Menschen „verlieren den Kopf", können nicht mehr klar denken

Persönlichkeitspotenzial bei harmonischer Entwicklung:

- Man ist ein sehr offener Mensch, lässt sich leicht beeindrucken
- Empfindsamkeit mit emotionaler Spontaneität
- Unverfälschte Gefühle, frei von starren Reaktionsmustern
- Innere Sicherheit und Geistesgegenwart
- Kann das Leben mit spielerischer Leichtigkeit betrachten

Beschreibung

Rock Rose ist ein Mittel der Bach-Blüten-heilkunde für Menschen in gefühlsmäßigen und mentalen Ausnahmesituationen. Durch eine schlechte Nachricht oder einen Unfall werden sie beispielsweise mit Gedanken an den Tod konfrontiert. Da sie wenig Einfluss auf Leben und Tod nehmen können oder sich noch nicht mit dem Gedanken an den Tod beschäftigt haben, kommen sie in einen Zustand der Panik und Verzweiflung. Es stockt der Atem, das Herz rast oder bleibt ihnen fast stehen. Sie schwitzen Blut und Wasser; kein vernünftiger Gedanke hat mehr im Kopf Platz. In diesem Zustand ist kein zielgerichtetes Handeln mehr möglich; es wird ziellos weggerannt, geschrien, geweint oder man ist wie erstarrt.

Diese Personen können mit plötzlichen, außergewöhnlich intensiven Situationen nicht umgehen, weder geistesgegenwärtig noch gelassen reagieren. Als erste Reaktion kommt immer eine überwältigende Angst, dann verlieren sie den Überblick, sind blockiert und verhalten sich unvernünftig.

Ohnmachten bei Aufregung sind häufige Ereignisse bei Rock-Rose-Menschen.

Wirkungsrichtung der Rock-Rose-Essenz

Mit Hilfe von Rock Rose können Menschen in Panik-Zuständen aus ihrer Erstarrung und Verwirrung herauskommen. Ist eine Veranlagung zu dieser Reaktionsweise da, kann laut Dr. Bach durch Behandlung mir Rock Rose eine größere emotionale Stabilität erreicht werden und außergewöhn-liche Situationen verlieren an Schrecken. Die positiven Seiten der Rock-Rose-Veranlagung können mehr zur Geltung kommen. Durch die emotionale Beeindruckbarkeit und Reaktionsfähigkeit sind diese Menschen begeisterungsfähige und authentische Kommunikationspartner. Ihre Offenheit und Flexibilität lässt sie dann kreativ mit unerwarteten Geschehnissen umgehen, die reflexartig auftretende Angst wird durchbrochen.

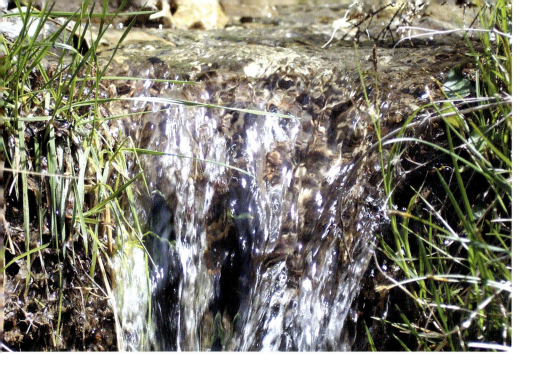

27 Rock Water

Extreme Selbstdisziplin, um hohen Idealen gerecht zu werden

Ausgangsstoff

Dies ist die einzige Essenz, die nicht aus pflanzlichen Grundmaterialien hergestellt wird. Zum Ausgangsstoff für die Rock Water-Essenz sagt Dr. Bach: „Jede Quelle, deren Wasser Heilwirkung besitzt und die sich noch in ihrem natürlichen Zustand befindet, nicht verbaut ist durch die menschlichen Gebäude, kann zur Gewinnung des Heilmittels genutzt werden."

Herstellungsmethode

Rock Water wird nach der Sonnenmethode hergestellt (siehe Kapitel 5)

Kurzcharakteristik des Rock-Water-Seelenzustandes

Typische Verhaltensweisen im disharmonischen Zustand:

- Zwanghaftes Festhalten an Idealen und moralischen Werten
- Selbstkasteiung und Askese zum Erreichen der eigenen Normen
- Durch große Strenge sich selbst gegenüber geht die Lebensfreude verloren
- Lebt einen dogmatischen Idealismus und zwingt sich, rigiden Programmen zu folgen

- Stimmen Gefühle und Bedürfnisse nicht mit den hohen Idealen überein, zwingt man sich mit fast übermenschlicher Anstrengung doch zur Einhaltung der Dogmen
- Ist durch die starre Selbstdisziplin nicht flexibel und fürchtet die eigenen, unerwünschten Gedanken, Gefühle und Schattenseiten
- Hält sich ganz genau an strikte Tagesplanungen, Sport- und Diätprogramme, religiöse und ideologische Normen

Persönlichkeitspotenzial bei harmonischer Entwicklung:

- Man folgt seinen Idealen und richtet das Handeln und Denken danach aus
- Die Fähigkeit zur Selbstdisziplin ermöglicht nach eigenen Werten zu leben
- Ist sich selbst treu, man ist sehr verlässlich
- Man verlangt von anderen nicht, dass sie sich selbst so hohe Ansprüche setzen, wie man selbst
- Man kann seine Gefühle wahrnehmen und ist geistig beweglich
- Idealismus und Lebensfreude verbinden sich zu einem harmonischen Ganzen
- Man ist den eigenen Fehlern gegenüber tolerant
- Kann für andere ein Vorbild im Handeln sein

Beschreibung

Menschen, die in einem ungünstigen Rock-Water-Zustand sind, haben ihr Leben ganz und gar den einmal übernommenen Regeln unterworfen. Dass dabei die Lebensfreude und Spontaneität verloren geht, kommt ihnen nicht in den Sinn. Das oberste Ziel ist die Erfüllung der eigenen Vorstellungen von richtig und falsch. Sie sind sehr selbstdiszipliniert und befolgen, ohne zu klagen, strenge Diätvorschriften oder anstrengende Sportprogramme und ordnen sich in Gemeinschaften mit hohen Idealen leicht ein. Das erfolgt mit übergroßer Willenskraft, unter Leugnung der eigenen Wünsche und Bedürfnisse. „Was nicht sein soll, das nicht sein kann", könnte ein Wahlspruch dieser Personen sein.

Willentlich werden Anteile der eigenen Persönlichkeit unterdrückt oder ganz verdrängt, um den eigenen Vorstellungen entsprechen zu können. Das kann selbstquälerische Formen annehmen, die körperliche Verletzungen und emotionale Verarmung mit einschließt.

Wirkungsrichtung der Rock-Water-Essenz

Die starke Willenskraft mit der Ausrichtung auf hohe moralische Werte und Ideale soll mit dieser Blütenessenz in den Dienst von anderen gestellt werden können und dabei viel Gutes bewirken. Rock Water kann helfen diesen vorbildlichen Lebensstil mit Freude und Achtung der eigenen Bedürfnisse zu verbinden. Daraus entsteht ein starker Mensch, der lebensfroh und idealistisch bleibt und durch seine Zufriedenheit und Ausgeglichenheit für andere eine Ermutigung sein kann. Trotz der hohen Ansprüche kann man nun eine Leichtigkeit fühlen und ausstrahlen; eigene Fehler und Grenzen werden mit Toleranz und Liebe wahrgenommen. Die übernommenen oder selbst entwickelten Dogmen und Vorstellungen können hinterfragt und dem Stand der eigenen Erkenntnis und Entwicklung angepasst werden.

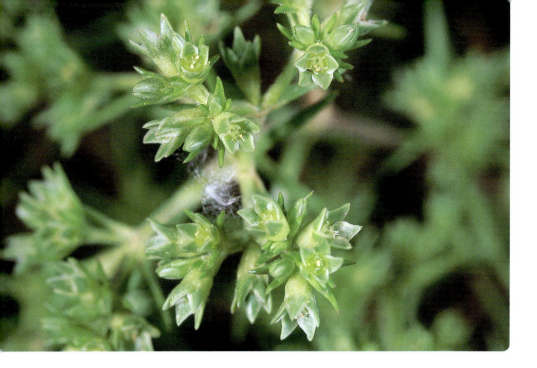

28 Scleranthus

Rascher Stimmungs- und Meinungswechsel

Botanik

Scleranthus annuus L., Einjähriger Knäuel, Familie: Caryophyllaceae

Merkmale: Einjährige, 2-10 cm hohe, grasgrüne Pflanze mit geknäuelten Blüten ohne Kronblätter und fünf grünen Kelchblättern mit schmalen weißen Rändern. Wächst buschig oder kriechend

Blütezeit: Mai bis Oktober

Standort: Wächst in Ackerunkrautfluren, an Wegrändern oder auf Schuttplätzen und bevorzugt mäßig trockene, eher nährstoffreiche, kalkarme, sandige Böden

Herstellungsmethode

Scleranthus wird nach der Sonnenmethode hergestellt (siehe Kapitel 5)

Kurzcharakteristik des Scleranthus-Seelenzustandes

Typische Verhaltensweisen im disharmonischen Zustand:

- Ist unschlüssig, sprunghaft und innerlich unausgeglichen
- Meinungen und Stimmungen wechseln von einem Moment zum anderen
- Entscheidungen ziehen sich wegen innerer Wankelmütigkeit sehr lange hin
- Wirkt auf andere unberechenbar und launisch
- Häufig hektische, ruckartige Gesten
- Kein inneres Gleichgewicht
- Möchte überall hin und nichts versäumen
- Müssen Fragen mit „Ja" oder „Nein" beantwortet werden, kommt man unter Druck

- Starke Stimmungsschwankungen, von himmelhoch jauchzend bis zu Tode betrübt
- In Gesprächen häufiger Themenwechsel, da man unkonzentriert ist
- Fehlende körperlich Balance: extremer Wechsel zwischen Aktivität und Apathie, abwechselnd fröstelnd und hitzig
- Gleichgewichtsstörungen, Reisekrankheiten aller Art

Persönlichkeitspotenzial bei harmonischer Entwicklung:

- Verbesserte Konzentration und Entschlossenheit
- Zentrierter, kann so die innere Balance halten
- Trifft mit innerer Sicherheit die richtigen Entscheidungen
- Beweglich, mit vielseitigen Interessen, sieht beide Seiten der Medaille und hat trotzdem feste Standpunkte
- Innere Klarheit über die eigenen Absichten

Beschreibung

Die Scleranthus-Charaktere der Bach-Blütentherapie sind im Allgemeinen sehr vielseitig interessiert und impulsiv veranlagt. Sie sehen immer die positive und negative Seite einer Sache. Ist diese Person innerlich wenig gefestigt, können diese Eigenschaften in eine rastlose Sprung- und Launenhaftigkeit umschlagen. Am Abend hat man dem Vermieter einer Wohnung ganz begeistert zugesagt. Am nächsten Morgen, wenn der Mietvertrag unterschrieben werden sollte, ist man voller Zweifel und setzt alle Hebel in Bewegung, um diese Sache wieder rückgängig zu machen. Man ist wie eine Feder an einem Faden, die bei jedem Luftzug ständig hin und her geblasen wird. Mal ist man total von einer Sache begeistert, bald darauf langweilt sie einen. Häufig machen diese Menschen einen etwas gehetzten und nervösen Eindruck, ihre Bewegungen sind dann fahrig oder ruckartig. Ihnen geht dadurch öfters mal etwas zu Bruch. Sie wirken manchmal völlig überdreht, wollen am liebsten auf mehreren Hochzeiten gleichzeitig tanzen, dann fallen sie in eine Apathie und sind zu nichts mehr zu bewegen. Dadurch wirken sie auf ihre Mitmenschen labil, unberechenbar und auch unzuverlässig.

Wirkungsrichtung der Scleranthus-Essenz

Die Scleranthus-Persönlichkeit ist im negativen Zustand zu einem Spielball ihrer ständig wechselnden Impulse und Gedanken geworden. Scleranthus soll die innere Mitte und Zentriertheit stärken. Dadurch kann wieder Ordnung und Stabilität in das ständige Gedanken- und Gefühlswirrwarr gebracht werden. Die Konzentrationskraft erhöht sich und man bekommt die innere Stärke und Festigkeit, um Entscheidungen zu treffen, zu denen man auch hinterher noch steht.

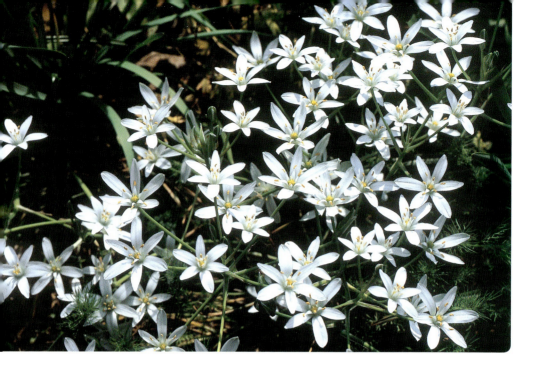

29 Star of Bethlehem

Folgen unverarbeiteter traumatischer Erlebnisse

Botanik

Ornithogalum umbellatum L.,
Doldiger Milchstern, Familie: Liliaceae

Merkmale: Frostharte, horstbildende und ausbreitungsfreudige Zwiebelstaude mit mittelgrünen, 2-6 mm breiten Blättern, die einen weißen Streifen in der Mitte aufweisen. An der Spitze der 15-30 cm hohen Stängel sitzen die weißen, außen grün gestreiften Blüten in lockeren Büscheln. Diese öffnen sich nur bei Sonnenschein

Blütezeit: April bis Mai

Standort: Sonniger bis halbschattiger Standort in Gärten, Äckern, Wiesen und Weinbergen

Herstellungsmethode

Star of Bethlehem wird nach der Kochmethode hergestellt (siehe Kapitel 5)

Kurzcharakteristik des Star-of-Bethlehem-Seelenzustandes

Typische Verhaltensweisen im disharmonischen Zustand:

- Man kann einschneidende Erlebnisse nicht verdauen
- Will sich nicht trösten lassen
- Alpträume und Ängste
- Untröstlicher Kummer
- Depressive Verstimmung
- Kann nur noch an sein Unglück denken

- Erinnert sich sehr genau an qualvolle, unangenehme Geschehnisse
- Man ist durch ein Erlebnis blockiert, geprägt, gezeichnet
- Die Lebenssituation erscheint unerträglich
- Ist nach einem traumatischen Erlebnis stark verändert
- Verhaltensstörungen nach einschneidenden Geschehnissen

Persönlichkeitspotenzial bei harmonischer Entwicklung:

- Gefühlvolle und sensible Menschen
- Große Lebensfreude
- Feiner Instinkt, um belastende Umstände zu vermeiden
- Gutes Gedächtnis und Lernfähigkeit
- Kann traumatische Erlebnisse verarbeiten und loslassen

Beschreibung

Personen, die schockierende Erfahrungen gemacht haben, profitieren nach Dr. Bach von dieser Blütenessenz. Das einschneidende Erlebnis kann auf physischer, psychischer oder emotionaler Ebene abgelaufen sein. Eine plötzliche Verletzung, ein Unfall oder auch ein medizinischer Eingriff sind ebenso eine mögliche Ursache für einen negativen Star-of-Bethlehem-Zustand, wie die Erfahrung von körperlicher Gewalt. Traumatische Erlebnisse wie Todesfälle, enttäuschte Liebe, Verlust des Arbeitsplatzes, schlimme Nachrichten, zerbrochene Illusionen oder missbrauchtes Vertrauen hinterlassen in vielen Personen tiefe Eindrücke, die oft nicht alleine verarbeitet und aufgelöst werden können. Reaktionen auf diese traumatischen Einschnitte können sofort auftreten, manchmal aber auch erst nach Monaten oder Jahren zu offensichtlichen Problemen führen. Die Menschen fühlen sich in großer Bedrängnis und sind sehr unglücklich, lassen sich aber nicht trösten.

„Seit diesem Tag bin ich nicht mehr derselbe" oder „Dieses Erlebnis hat mein Leben zerstört", könnten sie Star-of-Bethlehem-Menschen sagen hören. Typische Beispiele sind Personen, die nach einer enttäuschenden Erfahrung in der Liebe nie wieder eine Beziehung eingehen oder die nach dem Verlust des Arbeitsplatzes in eine lähmende Lethargie verfallen und in ihr verharren.
 Auch körperliche Beschwerden, die nach einem psychischen Schock auftreten oder Verhaltensstörungen, die nach einer körperlichen Verletzung zutage treten, sind Anzeiger für einen Star-of-Bethlehem-Zustand. Wenn nach einem unruhigen Flug oder der Nachricht von einem Flugzeugabsturz die entstandene Angst keine Flugreise mehr möglich macht, ist dies ebenso ein untrügliches Zeichen für den Einsatz von Star of Bethlehem.

Wirkungsrichtung der Star-of-Bethlehem-Essenz

Star of Bethlehm wird in der Bach-Blütenheilkunde eingesetzt, um aus dem „Schockzustand", einer Art Gelähmtheit, wieder herauszukommen. Die Blockierung, die durch einschneidende Erlebnisse gesetzt wurde, soll so überwunden werden. Durch diese Umstimmung wird es dann möglich, die belastenden Lebensumstände oder die Folgen von psychischen und physischen Traumata besser zu verarbeiten, sie gewissermaßen zu verdauen.
Die entstandenen Verhaltensstörungen und die Abwendung von einer aktiven Teilnahme am Leben können sich abmildern. Star of Bethlehem soll helfen, das Leben wieder in die eigene Hand zu nehmen. Direkt in der Folge eines entsprechenden Erlebnisses eingenommen, kann es verhindern, dass Menschen in einen disharmonischen Star-of-Bethlehem-Zustand kommen.

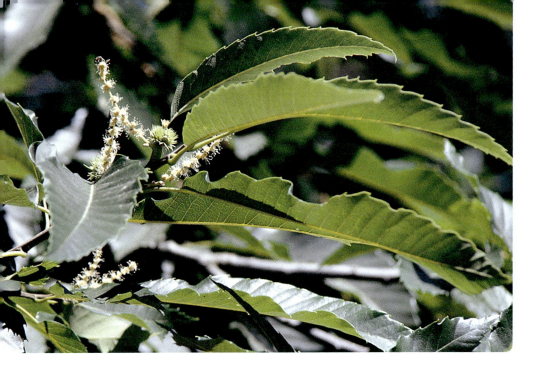

30 Sweet Chestnut

Verzweiflung aus Hoffnungslosigkeit

Botanik

Castanea sativa MILL., Edelkastanie oder Esskastanie, Familie: Fagaceae

Merkmale: 10-30 m hoher Baum mit graubrauner, tief-rissiger Borke. Blätter bis zu 25 cm lang, länglich-lanzettlich, ledrig-hart mit glänzend-dunkelgrüner Farbe, unterseits heller. Die männlichen, blassgelben Blütenkätzchen werden bis zu 18 cm lang, während die weiblichen Blüten wesentlich kleiner sind und unscheinbar, meist in Zweier- oder Dreiergruppen, in einem schuppigen Fruchtbecher beieinander stehen

Blütezeit: Juni bis Juli

Standort: In lichten Laubmischwäldern bei sommertrockenem Klima und mildem Winter. Der optimale Boden ist nährstoffreich und tiefgründig

Herstellungsmethode

Sweet Chestnut wird nach der Kochmethode hergestellt (siehe Kapitel 5)

Kurzcharakteristik des Sweet-Chestnut-Seelenzustandes

Typische Verhaltensweisen im disharmonischen Zustand:

- Man hat keine Hoffnung auf Hilfe und Besserung mehr
- Man ist innerlich total verzweifelt, zeigt es anderen Menschen jedoch nicht
- Der Höhepunkt einer Krise ist erreicht
- Aller Mut hat einen verlassen, man fühlt sich leer und verloren
- Man sieht keinen Ausweg aus der unerträglich gewordenen Situation
- So kann es nicht weitergehen, eine Veränderung muss geschehen

DIE ORIGINAL BACH-BLÜTEN

- Der Leidensdruck wird unerträglich, die Grenzen der (seelischen) Belastbarkeit sind erreicht
- Man hat das Gefühl, hilflos in der Luft zu hängen, steht mit dem Rücken zur Wand
- Nach langem Kämpfen und Ringen hat man den Tiefstpunkt erreicht, ein Lebenskonzept, eine Beziehung, ein Beruf hat sich als untragbar erwiesen

Persönlichkeitspotenzial bei harmonischer Entwicklung:

- Starke und unabhängige Menschen, die sich auch durch schwierige Lebenssituationen durchkämpfen und Leiden ertragen
- Man weicht Problemen nicht aus, sondern nutzt sie, um an ihnen zu wachsen
- Nimmt die Schicksalsschläge des Lebens an und durchschreitet sie
- Vertraut auf den Sinn des eigenen Lebens, auch wenn leidvolle Erfahrungen gemacht werden

Beschreibung

Menschen, die im Sweet-Chestnut-Zustand sind, haben lange mit ihrer Situation gekämpft. Auch durch die Aufbietung aller Kräfte konnte das Ziel nicht erreicht werden. Sei es der Erhalt einer Partnerschaft, Erfolg im Beruf oder das Erreichen selbstgesteckter Ziele: Das Resultat ist frustrierend, alle Mühe war umsonst und man ist nun zutiefst verzweifelt. Man stellt sich großen Herausforderungen und muss letztlich erkennen, dass es zu viel war.

Dass Leiden und Anstrengungen nötig sind, um voranzukommen, ist diesen Menschen vertraut, sie wollen die Erfolge auch nicht geschenkt bekommen. Ist jedoch auch nach größter Anstrengung und Selbstüberwindung das Ziel immer noch in der Ferne oder gar noch weiter entfernt wie zuvor, fallen sie in diesen Zustand. Manche nennen ihn „die dunkle Nacht der Seele", andere tiefste Verzweiflung, innere Leere oder völlige Hoffnungslosigkeit. „Wie soll es jetzt nur weitergehen" oder „Es gibt keinen Ausweg für mich" sagen diese Personen, wenn sie sich trotz ihrer Hemmungen einem Mitmenschen anvertraut haben. Oft steht eine Veränderung an, diese kann oder will jedoch nicht angenommen und erkannt werden.

Wirkungsrichtung der Sweet-Chestnut-Essenz

Die Sweet-Chestnut-Essenz soll wieder mehr Flexibilität im Denken geben. Sie lässt nach Dr. Bach erkennen, dass eine Veränderung notwendig ist, vielleicht einfach das Loslassen von Wünschen und Idealvorstellungen oder das Zulassen einer radikalen Lebenswende. Schon bei ersten Vorzeichen einer Krise hilft sie bei der Erkenntnis, ob eine Richtungsänderung notwendig wird und wann die innere Haltung oder die äußeren Umstände einer Veränderung bedürfen, um den Absturz in die tiefe Verzweiflung zu vermeiden. Die starke und leidensfähige Natur dieser Charaktertypen ermöglicht ihnen große Leistungen zu vollbringen, wenn sie nicht das rechte Maß verlieren und sich hemmungslos überfordern.

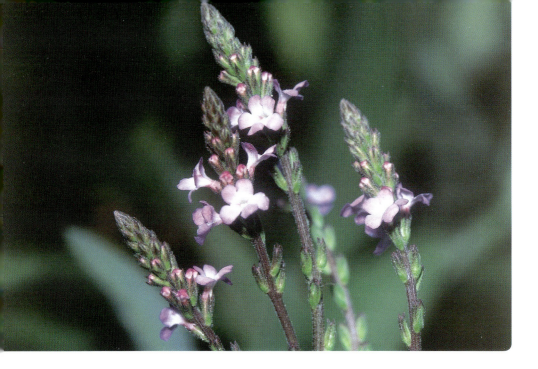

31 Vervain

Missionarischer Übereifer

Botanik

Verbena officinalis L., Echtes Eisenkraut, Familie: Verbenaceae

Merkmale: Meist mehrjährige, krautige, bis zu 60 cm hohe Pflanze mit vierkantigem, verzweigtem Stängel. Kleine rot- oder hellviolette Blüten in schlanken Ähren

Blütezeit: Juni bis September

Standort: Liebt geschützte und sonnige Lagen mit schwach sauren, sandigen und mäßig nährstoffreichen Lehm- und Ton-Böden. Wächst gerne an Wegen, Hecken und Schuttplätzen

Herstellungsmethode

Vervain wird nach der Sonnenmethode hergestellt (siehe Kapitel 5)

Kurzcharakteristik des Vervain-Seelenzustandes

Typische Verhaltensweisen im disharmonischen Zustand:

- Mit großer Begeisterung vertritt man seine Meinungen und Weltanschauung
- Man wirkt missionarisch, fast fanatisch auf andere
- Durch den übereifrigen Einsatz für eine Sache geht man über die eigenen Kräfte
- Die Überzeugungsversuche und intensiven Meinungskundgaben sind aufdringlich und machen Mitmenschen oft müde und ablehnend
- Man ist weltverbesserisch und folgt einem intolerantem Idealismus
- Menschen mit anderer Meinung machen einen reizbar, fast aggressiv

- Man verrichtet Tätigkeiten mit übergroßem Eifer
- Ungerechtigkeiten machen erregt und zornig, „heiliger Zorn"
- Man ist überzeugt zu wissen, was für andere gut ist, will sie am liebsten zu ihrem Glück zwingen
- Die vielen Gedanken erzeugen innere Unruhe, unfähig zu entspannen
- Neigt zu Exzessen beim Arbeiten, Sport, Essen, Sex …

Persönlichkeitspotenzial bei harmonischer Entwicklung:

- Man kann sich für eine Sache begeistern und einsetzen
- Die Willensstärke und Unternehmungslust ermöglicht große Leistungen
- Der Funke der Begeisterung springt leicht auf andere Menschen über
- Die vorhandene große Energie wird effektiv und sorgsam eingesetzt, um die eigenen Ideale zu verwirklichen, ohne anderen zu schaden
- Trotz fester eigener Überzeugungen ist man tolerant und offen für andere Menschen und andere Weltsichten

Beschreibung

Durch eine große Begeisterungsfähigkeit und Vitalität setzen sich diese Menschen nahezu unermüdlich für eine „gute Sache", eine Überzeugung, eine religiöse Richtung oder Weltanschauung ein. Dabei gehen sie auch über die eigenen Grenzen und erschöpfen sich dadurch; innere Unruhe, Muskelverspannungen oder Schlafstörungen können die Folge sein. Sie sind extrovertiert, impulsiv und wirken dabei leicht intolerant und aufdringlich. Der missionarische Eifer stößt auch viele Mitmenschen ab, da Vervain-Typen ihnen gerne und häufig sagen, wie sie ihr Leben gestalten sollten, was sie denken und tun sollten, an was sie glauben sollten. Felsenfeste Überzeugungen sollen auf andere übertragen werden, man will sie am liebsten zu ihrem Glück zwingen. „Ich meine es doch nur gut" sagen diese Personen, wenn sie mal wieder die Grenze überschritten haben und ungebeten in das Leben eines Mitmenschen – natürlich nur zu dessen Wohl – eingegriffen haben.

Das eigene Engagement ist hundertfünfzigprozentig und oft wird das rechte Maß überschritten. Diese exzessive Veranlagung erstreckt sich sowohl auf das Ausführen von Arbeiten oder die Verbreitung von Meinungen, kann aber auch zu übermäßigem Essen, Sporttreiben oder Sex führen. Eine gewisse Abhängigkeit vom Übermaß kann entstehen. Kinder sind überaktiv und kaum ins Bett zu bekommen. Hinter der großen Einsatzbereitschaft steht meist ein ebenso großes Bedürfnis nach Anerkennung.

Wirkungsrichtung der Vervain-Essenz

Die Vervain-Blütenessenz kann nach Dr. Bach helfen, entspannter mit den eigenen Überzeugungen umzugehen. Wenn man erkannt hat, was für einen richtig ist, hilft die Flamme der Begeisterung die vorhandene große Energie in diese Richtung zu lenken. Dabei bleibt man jedoch anderen Anschauungen gegenüber tolerant und weiß, dass alle Menschen verschieden sind und jeder nur nach seiner Facon glücklich werden kann. Sind Vervain-Menschen im Gleichgewicht, sind sie sprühend und inspirierend. Sie können andere Menschen motivieren und mitreißen.

Sie setzen sich auch uneigennützig für das Wohl anderer ein und engagieren sich ehrenamtlich für „den guten Zweck". Dabei das richtige Maß zu erkennen und nicht über die eigenen Kräfte zu gehen wird durch die Vervain-Blütenessenz unterstützt.

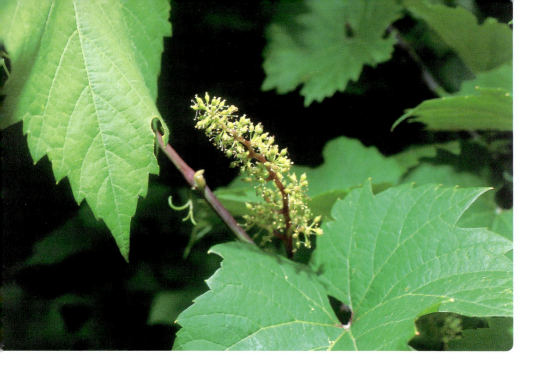

32 Vine

Machtgier und Rücksichtslosigkeit

Botanik

Vitis vinifera L., Weinrebe, Familie: Vitaceae

Merkmale: Die Weinrebe ist eine 2 bis 10 m hohe Liane. Die Spitze jedes Sympodialgliedes (mit zwei Knoten) endet in einer Sprossranke. Ranken sind ohne Haftscheiben. Die Laubblätter sind buchtig gelappt und im Umriss rundlich bis herzförmig. Rispige grüne Blütenstände

Blütezeit: April bis Juli

Standort: Bevorzugt sonnige Standorte, tiefgründige Böden

Herstellungsmethode

Vine wird nach der Sonnenmethode hergestellt (siehe Kapitel 5)

Kurzcharakteristik des Vine-Seelenzustandes

Typische Verhaltensweisen im disharmonischen Zustand:

- Muss immer das letzte Wort behalten, ist rechthaberisch
- Will sich immer behaupten, kann nicht klein beigeben
- Setzt sich rücksichtslos über die Meinungen anderer hinweg
- Hart, mitleidslos, gewissenlos
- Gestörtes Verhältnis zur eigenen Autorität
- Engstirnig, lässt nur die eigene Meinung gelten
- Man übernimmt gerne die Führung und spielt den Retter in der Not

DIE ORIGINAL BACH-BLÜTEN

- Man zweifelt keine Sekunde an der eigenen Überlegenheit, zwingt anderen seinen Willen auf
- Verbreitet Angst, um den eigenen Willen durchzusetzen
- Man lässt keine Diskussionen aufkommen, weil man sowieso immer Recht hat
- Verträgt keinen Widerspruch
- Stur und intolerant
- Pedant, Haustyrann, Oberlehrer
- Geistig sehr unbeweglich
- Sehr diszipliniert und ordnungsliebend

Persönlichkeitspotenzial bei harmonischer Entwicklung:

- Akzeptiert und respektiert die Ansprüche anderer
- Man wird rücksichtsvoller
- Erkennt, dass die eigene Meinung nicht unfehlbar ist, gesteht Fehler ein
- Wird toleranter und menschlicher
- Geistige Beweglichkeit, Lern- und Erkenntnisfähigkeit wird gefördert
- Kleinlichkeit und Sturheit wird abgebaut

Beschreibung

Die Vine-Persönlichkeiten der Bach-Blütenheilkunde haben einen starken Willen und Ehrgeiz und sind sehr von sich eingenommen. Von sich, ihren Plänen und Ansichten sind sie so überzeugt, dass sie sich rücksichtslos über andere Meinungen und Wünsche hinwegsetzen. Sie haben ein gestörtes Verhältnis zu ihrer Autorität: Entweder ist sie völlig übersteigert und man muss sich um jeden Preis durchsetzen oder sie wird unterdrückt und man wird selbst Opfer von Machtspielen. In beiden Fällen kann Vine helfen. Häufig haben sie aber die Zügel fest in ihrer Hand und werden so erfolgsgewohnte Sieger im Überlebenskampf. Das lässt sie immer mehr zu der Überzeugung kommen, dass sie vorbildlich und unfehlbar sind. Sie sind dann sogar der Meinung, dass sie anderen einen Gefallen damit tun, wenn sie diesen ihren Willen aufzwingen, da dieser ja immer der Richtige ist. „Ihr sollt nicht denken, sondern genau das tun, was ich euch sage" spricht die Abteilungsleiterin im negativen Vine-Zustand oder „Ich hab's doch gleich gewusst, dass ich recht habe. Nächstes Mal wird es gleich so gemacht!" Diese Charaktere verschaffen sich durch ihr hartes Auftreten bei vielen Respekt und Autorität. Sie werden von ihrem Umfeld, sei es bei der Arbeit, in der Nachbarschaft oder im Bekanntenkreis gerne gemieden, manchmal sogar gefürchtet und sind als eingebildete Besserwisser, sture Machtmenschen, Haustyrannen oder unverbesserliche Pedanten verschrien. Da wenig geliebte Vine-Charaktere so von sich überzeugt sind, suchen sie die Schuld an ihrem Außenseiter-Dasein stets bei den anderen.

Typische Vine-Menschen können über „den eigenen Tellerrand" nicht hinaussehen. Was es für sie nicht gibt, soll es für andere auch nicht geben. Durch ihr großes Bedürfnis nach klaren Verhältnissen, machen sie sich schnell daran, ihre Vorstellung von Recht und Ordnung durchzusetzen.

Wirkungsrichtung der Vine-Essenz

Vine ist das Mittel der Bach-Blütentherapie gegen Intoleranz, Sturheit und Machtbesessenheit. Man soll mit Hilfe dieser Essenz die Bedürfnisse anderer wieder mehr sehen und so auch Rücksicht darauf nehmen können. Es reift die wichtige Erkenntnis, dass man selbst wie alle anderen auch Fehler macht und man kann die Meinungen und Ideen anderer wertschätzen oder zumindest akzeptieren. Kleinlichkeit und Engstirnigkeit weicht durch Vine einem gewissen Großmut. Man gewinnt ein gesundes Verhältnis zur eigenen Autorität zurück.

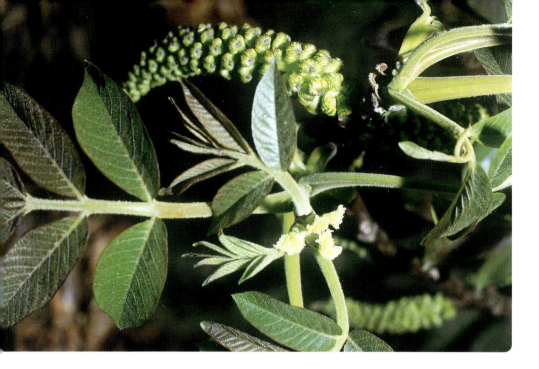

33 Walnut

Unsicherheit bei der Verwirklichung von Entscheidungen

Botanik

Juglans regia L., Echter Walnussbaum, Familie: Juglandaceae

Merkmale: Sommergrüner, 10-25 m hoher Laubbaum mit breiter Krone und wechselständigen, unpaarig gefiederten Blättern. Unscheinbare, eingeschlechtliche Blüten in getrennten Ständen und einhäusig verteilt. Männliche Kätzchen, an vorjährigen Trieben angelegt und als 5-6 mm lange Knospen überwinternd, blühen bis zu 15 cm lang in gelbgrüner Farbe; die weiblichen Blüten in ährigen Blütenständen, ebenfalls gelbgrün an diesjährigen Trieben

Blütezeit: Juni

Standort: Milde, klimatisch geschützte Lagen mit wenig Spätfrösten. Bevorzugt tiefgründige, frische, nährstoff- und kalkreiche Böden

Herstellungsmethode

Walnut wird nach der Kochmethode hergestellt (siehe Kapitel 5)

Kurzcharakteristik des Walnut-Seelenzustandes

Typische Verhaltensweisen im disharmonischen Zustand:

- Man hat eigentlich klare Zielvorstellungen fürs Leben, ist aber im Moment verunsichert, was zu tun ist
- Man hat eine wichtige Entscheidung gefällt, zögert aber noch vor dem letzten Schritt zu ihrer Verwirklichung

- Bei einem Neubeginn wie Berufs- oder Wohnortwechsel ist man verunsichert und zweifelt, ob man das Richtige tut
- Vorübergehend leicht beeinflussbar durch Skeptiker, äußere gesellschaftliche Normen oder familiäre Traditionen und Umständen
- Trotz neuer Entscheidung fühlt man sich noch nicht ganz bereit, die alten Gewohnheiten loszulassen
- Man möchte eine äußere Veränderung auch endlich innerlich vollziehen
- Man ist vorübergehend überempfindlich und hat wenig innere Stabilität und Abwehrkraft
- Verunsichert durch Widerstand von autoritären Vorgesetzten
- Zu dünnhäutig, um sich durchzuboxen
- Gutgläubig und beeinflussbar

Persönlichkeitspotenzial bei harmonischer Entwicklung:

- Stärkung der inneren Stabilität und Abwehrkraft
- Reduziert die unangebrachte Vertrauensseeligkeit, stärkt die Persönlichkeit
- Man kann sich besser gegen den Widerstand von anderen durchsetzen und sich aus Abhängigkeiten befreien
- Durch neue Standfestigkeit wagt man den entscheidenden Schritt

Beschreibung

Menschen, die laut Dr. Bach Walnut benötigen, wissen eigentlich genau, was sie im Leben tun möchten. Da sie aber leicht beeinflussbar sind, oder durch den Widerstand anderer Menschen verunsichert werden, fällt es ihnen im Moment schwer, ihre Entscheidungen und Ziele jetzt durchzusetzen.

Der ungünstige Walnut-Zustand tritt gerne in größeren Umbruchs-Phasen wie bei einem Berufswechsel, Scheidung, einer beginnenden neuen Partnerschaft oder beim Umzug in ein neues Wohnumfeld auf. Man verliert die bisherige Selbstsicherheit und lässt sich aus Unsicherheit von den Meinungen anderer beeinflussen, obwohl man innerlich eigentlich genau weiß, was richtig wäre.

Teilweise sind es auch gesellschaftliche Normen oder familiäre Traditionen, denen man sich unterwirft. Aus Angst vor dem Neuen und den Ratschlägen anderer, wird man wankelmütig und lässt sicherheitshalber doch alles beim Alten. Manchmal treffen Walnut-Charaktere im Leben auch auf sehr autoritäre Personen, denen sie nicht gewachsen sind. Um Konflikte zu vermeiden, weichen sie von ihrem Lebensplan ab, was sie aber mit der Zeit immer unzufriedener und oft sogar depressiv macht.

Wirkungsrichtung der Walnut-Essenz

Walnut wird von Bach-Blüten-Therapeuten eingesetzt um zu helfen, die Dinge und Entscheidungen umzusetzen, die man sich vorgenommen hat. Man soll dann das Alte besser loslassen können und sich ganz auf das Neue einlassen. Die innere Standfestigkeit wird gestärkt, so dass man auch in schwierigen Situationen auf seine innere Stimme vertraut und sich nicht so schnell von seinem persönlichen Weg abbringen lässt.

Eine unkritische Gutgläubigkeit und Vertrauensseligkeit kann dann innerer Klarheit und Festigkeit weichen.

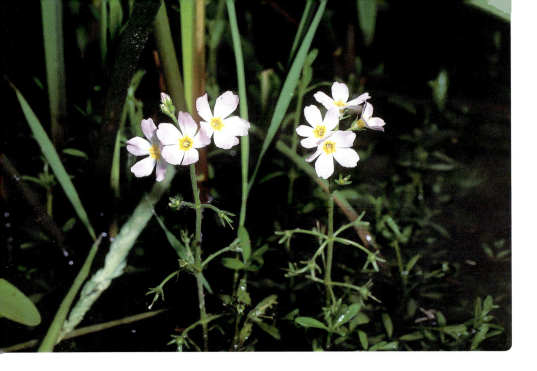

34 Water Violet

Gestörte Kommunikation durch distanziertes Verhalten

Botanik

Hottonia palustris L., Wasserfeder,
Familie: Primulaceae

Merkmale: Staude, die normalerweise untergetaucht im Süßwasser wächst. Während der Blütezeit ragen 40 cm lange, weiße bis blassrosafarbene Blütenstände, welche aus den Blattachseln entspringen, über die Wasseroberfläche.
Der Krondurchmesser ist bis zu 2 cm.
Die Blätter sind gefiedert

Blütezeit: Mai-Juni

Standort: Weiher, Altwässer oder Gräben mit stehendem Wasser. Sie überstehen auch temporäres Austrocknen ihres Gewässers

Herstellungsmethode

Water Violet wird nach der Sonnenmethode hergestellt (siehe Kapitel 5)

Kurzcharakteristik des Water-Violet-Seelenzustandes

Typische Verhaltensweisen im disharmonischen Zustand:

- Überlegenheitsgefühl führt zur Isolation
- Duldet keine Einmischung in persönliche Angelegenheiten
- Macht alles mit sich selbst ab, um andere nicht zu belasten
- Weil man innerlich distanziert ist, wird man von anderen als überheblich und eingebildet eingestuft
- Man zieht sich auch räumlich zurück, will alleine sein

- Es bereitet Schwierigkeiten, bei einem lockeren Partygespräch mitzumischen
- Man kann nicht gut entspannen
- Kann Gefühle nur schwer zeigen, man bemüht sich, nach außen stabil zu wirken
- Kontaktprobleme, Menschenscheu
- Empfindsame Eigenständigkeit führt zu Rückzugstendenzen aus der menschlichen Gesellschaft
- Man versteckt sich hinter gutem Benehmen und vornehmer Distanzhaltung
- Es fällt schwer, von sich aus unbefangen auf andere Menschen zuzugehen
- Im Extremfall: Einsiedler, Außenseiter, nicht sesshaft

Persönlichkeitspotenzial bei harmonischer Entwicklung:

- Man wird geselliger, kontaktfreudiger und aufgeschlossener
- Distanz zu Mitmenschen wird abgebaut
- Man ist gerne mit sich allein, kann aber trotzdem auf andere zugehen, wenn es die Situation erfordert
- Man ist innerlich unabhängig und ausgeglichen, fühlt sich aber gleichwohl mit seinen Mitmenschen verbunden
- Man wird liebenswürdiger, freundlicher, sanfter und muss nicht mehr in Arroganz verfallen

Beschreibung

Die Water-Violet-Charaktere der Bach-Blütenheilkunde scheinen immer etwas Besonderes zu sein. Sie haben ihre introvertierte Persönlichkeit meist ganz gut im Griff, treten souverän auf und haben ein starkes Bedürfnis nach Unabhängigkeit. Im negativen Water-Violet-Zustand entwickeln sie die Tendenz, ihre Besonderheit zu kultivieren und geraten dadurch immer mehr in Distanz zu ihren Mitmenschen. Sie ziehen sich auch räumlich immer mehr zurück, wo sie dann nicht gestört werden möchten. Ihre überlegene Unabhängigkeit kann sich zur Menschenscheu oder zu abweisendem Stolz und äußerlicher Gefühlskälte entwickeln. Sie mischen sich in der Regel nicht in die Angelegenheiten anderer ein, wollen aber selbst auch keine Einmischung, selbst wenn sie krank sind. Menschliche Anteilnahme ist für Sie dann inakzeptabel. In diesem Zustand reduziert sich ihr Kontakt zu den Mitmenschen zunehmend, sei es durch aktive Zurückweisung oder durch passives Sich-Zurückziehen. Dadurch entwickeln sie sich zu einem spürbaren Fremdkörper in der sozialen Gemeinschaft. Im Extremfall können sie zu völlig isolierten Sonderlingen werden, die entweder nicht sesshaft ihr Dasein fristen oder als Außenseiter oder Einsiedler fernab der menschlichen Gesellschaft leben. Das „Water-Violett-Sydrom" findet sich aber auch in den sogenannten „besseren Kreisen". Hier sind es die Kühl-Distanzierten oder die Vornehm-Zurückgezogenen, die sich selbst in eine isolierte Rolle begeben haben. Häufig leiden Water-Violet-Menschen unter ihren Kontaktproblemen und werden unglücklich. Sie können sich aber selbst kaum aus diesem Muster befreien.

Wirkungsrichtung der Water-Violet-Essenz

Water Violet wird als Mittel gegen Kontaktprobleme und Menschenscheu in der Bach-Blütentherapie eingesetzt. Es soll krankhafte Widerstände gegen soziale Beziehungen abbauen und dadurch aktiv gegen Vereinsamung wirken.
Ein richtiger Water-Violet-Typ wird sich zwar wohl nie ganz zu dem extrovertierten Kumpeltyp entwickeln, der mit jedermann gleich ohne Hemmungen losquasseln möchte. Er soll aber die Freiheit zurückerlangen, auf andere offen zugehen zu können, wenn er das Bedürfnis danach hat. Das Verbundenheitsgefühl mit den Mitmenschen wird stärker und man sieht sich wieder mehr als Teil der sozialen Gemeinschaft.

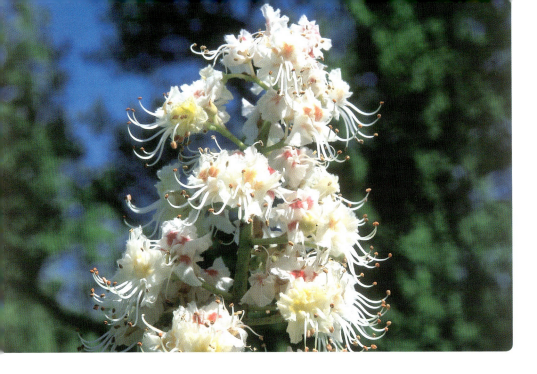

35 White Chestnut

Gedanken kreisen ständig, kommen nicht zur Ruhe

Botanik

Aesculus hippocastanum L., Gemeine Rosskastanie, Fam. Hippocastanaceae

Merkmale: Sommergrüner, bis 25 m hoher Baum mit kurzem Stamm und asymmetrischer Krone. Fingerförmige gefiederte Blätter. Die Blüten sind 2 cm groß, monosymmetrisch, zwittrig oder männlich, in endständigen, aufrechten 20-23 cm langen Scheinrispen. Weiße, eiförmige Kronblätter, die beiden oberen mit farbigen Saftmalen. Sieben lange, gebogene Staubblätter

Blütezeit: Mai bis Juni

Standort: Frische, nährstoffreiche, tiefgründige Sand- oder Lehmböden. Schattige, feuchte Berg- und Schluchtwälder, Parkanlagen

Herstellungsmethode

White Chestnut wird nach der Sonnenmethode hergestellt (siehe Kapitel 5)

Kurzcharakteristik des White-Chestnut-Seelenzustandes

Typische Verhaltensweisen im disharmonischen Zustand:

- Bestimme Gedanken lassen einen nicht los, man kann nicht abschalten
- Unaufhörliches inneres Geplapper, Zwangsgedanken
- Quälende Gedanken führen zu Schlafstörungen, besonders am frühen Morgen
- Sorgen nagen ständig an einem, man kann sich nicht mehr freuen

- Die eigenen Gedanken können nicht mehr beherrscht werden, man wird von seinen Gedanken beherrscht
- Anderen gegenüber wirkt man oft abwesend, weil man mit den Gedanken anderswo ist
- Fixe Gedanken, Wahnideen
- Kopfschmerzen durch geistige Überanspruchung
- Man bearbeitet innerlich immer wieder die gleichen Gedanken, ohne eine Lösung zu finden
- Tritt ergebnislos auf der Stelle, kommt nicht voran
- Man denkt immer wieder, was „man hätte tun sollen" oder was „man hätte sagen sollen"
- Wegen mentaler Spannungen Zähneknirschen, Spannungsgefühl im Kiefer und Stirn

Persönlichkeitspotenzial bei harmonischer Entwicklung:

- Man bekommt wieder mehr Beherrschung über die Gedanken
- Hilft, den Teufelskreis des Gedankenkarussells zu durchbrechen
- Zwangsgedanken kann man loslassen
- Das Denken wird klarer, die Konzentrationsfähigkeit steigt
- Man kommt zur Ruhe, innerer Frieden stellt sich ein
- Strukturierteres Denken

Beschreibung

Menschen im White-Chestnut-Zustand werden beschrieben als eher introvertierte, empfindsame und geistig wache Menschen, die sich über vieles Gedanken machen. Sie sind wie man so sagt wenig geerdet. Bei negativer Entwicklung werden sie immer wieder von bestimmten, oft unangenehmen Gedanken beherrscht. Wie bei einer alten beschädigten Schallplatte, die nur noch in einer Rille läuft, dreht sich das Gedankenkarussell ständig im Kreise. Obwohl es im Leben sehr viel Schönes gibt, verhindert dieses zwanghafte sorgenvolle Denken jede Lebensfreude. Nachts schläft man unruhig und wacht früh morgens auf. Angst- und sorgenvolle Gedanken verhindern jede Chance auf ein Wiedereinschlafen. Oft drängen sich nebensächliche Themen so in den Vordergrund, dass man wichtige Dinge im Leben nicht in Angriff nehmen kann. Menschen im White-Chestnut-Zustand erkennen zwar, dass sie sich mit ihren Gedanken das Leben schwer machen und viele Sorgen und Ängste unrealistisch sind; diese Gedankenmühle aber abzustellen, gelingt ihnen nicht. Im Gegensatz zum Clematis-Zustand, in dem man seiner Realität freiwillig in die Welt seiner Gedanken entflieht, gäbe man im White-Chestnut-Zustand alles, um seiner Gedankenwelt zu entkommen.

Folge davon sind häufig Kopfschmerzen und mentale Erschöpfung, auch ausgelöst durch damit verbundene Schlafstörungen.

Wirkungsrichtung der White-Chestnut-Essenz

Die White-Chestnut-Essenz bringt laut Dr. Bach Klarheit in die Gedankenwelt. Sie soll helfen, sich von quälenden Vorstellungen zu befreien und die Konzentration auf die wirklich wichtigen Dinge im Leben zu richten. Das Verständnis für die Ursachen von immer wiederkehrenden Gedanken wächst. Der Schlaf kann sich dann bessern, wodurch sich wiederum die mentale Überreiztheit mildert. Dadurch kommen Probleme mehr und mehr zur Lösung und die Gedanken darüber können ganz losgelassen werden.

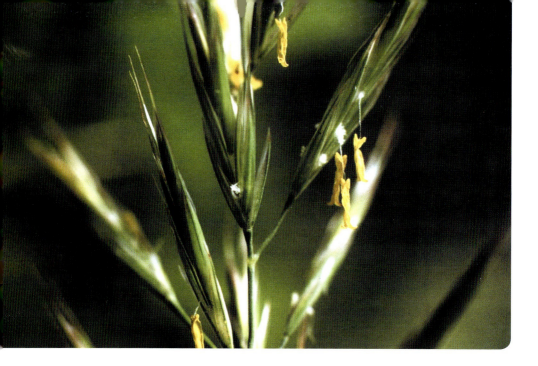

36 Wild Oat
Richtungslosigkeit, Lebensziele sind unklar

Botanik

Bromus ramosus HUDS., Wilde Waldtrespe, Wildhafer, Familie: Poaceae

Merkmale: Mehrjährige, in kleinen Horsten wachsende, krautige Pflanze. Das Gras mit seinen dünnen, aufrechten Halmen erreicht eine Wuchshöhe bis 120 cm. Es hat lockere, purpurfarbene oder grüne, bis 20 cm, manchmal auch bis 45 cm hohe Rispen mit weit abstehenden Rispenästen. Die mehrblütigen Ährchen sind 2 bis 4 cm lang und 4 bis 6 mm breit. Die eiförmige bis längliche Deckspelze trägt an der Spitze eine 4 bis 8 mm lange Granne

Blütezeit: Juni bis August

Standort: In schattigen Laub- und Nadelwäldern sowie in Gebüschen, meist auf flachgründigen Kalkböden. Sie bevorzugt nährstoff- und basenreiche, mäßig saure und lockere Lehm- und Tonböden

Herstellungsmethode

Wild Oat wird nach der Sonnenmethode hergestellt (siehe Kapitel 5)

Kurzcharakteristik des Wild-Oat-Seelenzustandes

Typische Verhaltensweisen im disharmonischen Zustand:

- Steckt zur Zeit in einer Krise, das Leben muss neu geordnet und strukturiert werden
- Weiß nicht, wie es weitergehen soll, findet keine Richtung im Leben
- Man beginnt immer wieder neue Projekte, probiert vieles aus, findet aber keine wirkliche Befriedigung
- Weil man ständig auf der Suche ist, erkennt man nicht die Chancen, die sich einem bieten
- Das Leben erscheint sinnlos

- Die Unklarheit im Leben führt zu Niedergeschlagenheit und Unzufriedenheit
- Man lebt in unbefriedigenden privaten oder beruflichen Verhältnissen, ändert aber nichts daran, weil man nicht weiß, was man tun soll
- Man möchte immer gerne umziehen, an einem anderen Platz leben
- Glaubt, anderen Menschen fällt es leichter, ihren Weg zu finden
- Liebt ein unkonventionelles Leben ohne faule Kompromisse
- Man sitzt ständig zwischen zwei Stühlen, tanzt auf mehreren Hochzeiten
- Jugendliche können sich nach dem Schulabschluss nicht für einen Beruf entscheiden

Persönlichkeitspotenzial bei harmonischer Entwicklung:

- Bei längerer Einnahme fördert es die Klarheit für die eigentlichen seelischen Bedürfnisse
- Man findet mehr und mehr seine Berufung und die dazu notwendigen Maßnahmen zu ihrer Verwirklichung
- Man kann das Leben besser strukturieren und Wichtiges von Unwichtigem unterscheiden
- Man kann sich ganz auf eine Sache einlassen
- Das eigene Potential wird entdeckt und genutzt
- Durch klarere Zielvorstellungen kann man sich selbst verwirklichen

Beschreibung

Wild Oat wird von Bach-Blüten-Therapeuten für Menschen eingesetzt, die in ihrem Leben kein Ziel finden können und deshalb frustriert sind. Sie wissen nicht, wozu sie berufen sind. Ihr Leben kommt ihnen daher sinnlos und unbefriedigend vor. Wild-Oat-Charaktere probieren immer wieder neue Möglichkeiten und Projekte aus. Anfangs sind sie häufig begeistert von einer neuen Aufgabe, aber bald folgt wieder die Ernüchterung. Die interessante neue Tätigkeit empfindet man dann als langweilig. In den zu Beginn als nett eingestuften Kollegen sieht man plötzlich nur noch Nervensägen.

Da Wild-Oat-Menschen immer wieder die letzte innere Gewissheit für eine Sache fehlt, können sie sich nie ganz dafür entscheiden. Obwohl ihnen das Leben immer wieder so viele neue Chancen bietet, finden sie trotzdem keine Richtung in ihrem Leben, die sie in irgend einer Weise befriedigen würde. Der Wild-Oat-Zustand zeigt sich oft schon in der Kindheit. Wild-Oat-Kinder gehören selten einer festen Clique an. Sie sind zwar überall, aber doch nirgends ganz richtig dabei. Später fällt es diesen Menschen schwer, ihren Platz im Leben zu finden. Sie haben den dringenden Wunsch, ein lebenswertes, befriedigendes Leben zu führen. Sie wissen oft wesentlich besser, was sie im Leben nicht möchten, als das, was sie eigentlich wollen. Sie wechseln immer wieder mal den Beruf, den Partner oder den Wohnort ohne jedoch dauerhafte Befriedigung zu finden.

Wirkungsrichtung der Wild-Oat-Essenz

Wild Oat soll bei längerer Einnahme Klarheit und Zielstrebigkeit ins Leben bringen und die Augen für die wirklichen seelischen Bedürfnisse im Leben öffnen. Es kann helfen zu erkennen welche Möglichkeiten es zur Verwirklichung dieser Bedürfnisse und Wünsche gibt.

Man lernt sich zu entscheiden und Prioritäten im Leben zu setzen. Die Blüten-Essenz wird bei der Berufs-, Partner- und Wohnortwahl eingesetzt. Man soll so die Fähigkeit entwickeln, systematisch Schritt für Schritt vorzugehen, um sich ganz auf eine einmal gewählte Sache einlassen zu können.

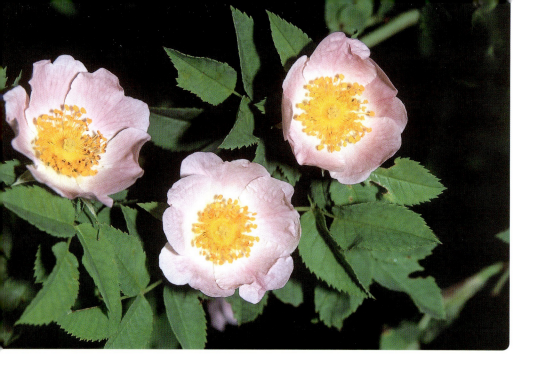

37 Wild Rose

Resignation, das Leben scheint nichts mehr zu bieten

Botanik

Rosa canina L., Heckenrose oder Hundsrose, Familie: Rosaceae

Merkmale: Weit verbreitete, extrem winterharte und gesunde Wildrose. Sie kann 3 bis 5 Meter hoch werden, blüht weiß bis tiefrosa mit 5 Blütenblättern und duftet leicht nach Himbeeren. Im Herbst entwickelt sie ihre roten, fleischigen Scheinfrüchte, die Hagebutten

Blütezeit: Juni bis Juli

Standort: Waldränder, Triften, Hänge, Hecken, Steinwälle; in leicht kalkhaltigen und nicht zu nassen Böden

Herstellungsmethode

Wild Rose wird nach der Kochmethode hergestellt (siehe Kapitel 5)

Kurzcharakteristik des Wild-Rose-Seelenzustandes

Typische Verhaltensweisen im disharmonischen Zustand:

- Man lässt das Leben resigniert an sich vorbeiziehen
- Es fehlt an Eigeninitiative und Unternehmungslust
- Man meint, dass das Leben eben freudlos und unabänderlich unangenehm ist

- Man hat sich in sein Schicksal ergeben und verharrt dumpf, passiv und leblos
- Hat kapituliert und fühlt sich leer, mit einem sinnlosen Leben
- Bleibt in unbefriedigenden Beziehungen und Arbeitsverhältnissen, ohne aktiv eine Veränderung anzustreben
- Man nimmt sich selbst nicht wichtig und ist unterschwellig traurig
- Das Leben scheint einem langweilig, man ist schlapp und energiearm
- Man hat sich mit seinem vermeintlich unangenehmen Schicksal abgefunden und unternimmt keine großen Anstrengungen, dieses zu verändern
- Wirkt langweilig und spricht mit lebloser und matter Stimme

Persönlichkeitspotenzial bei harmonischer Entwicklung:

- Flexibel kann man auf sich verändernde Lebensumstände reagieren und sich auf neue Situationen einlassen, dem Fluss des Lebens vertrauen
- Man kann Schicksalsschläge annehmen und danach aktiv weitergehen
- Realistisch werden die eigenen Grenzen erkannt, und im Rahmen dieser, ein Leben mit positiver Grundeinstellung, Unvoreingenommenheit und Selbstständigkeit geführt

Beschreibung

Menschen in einem disharmonischen Wild-Rose-Zustand werden in der Bach-Blütenheilkunde so beschrieben: Sie haben innerlich kapituliert und mit ihrem Leben schon abgeschlossen. Auch glauben sie, es hielte nichts Erstrebenswertes mehr für sie bereit und dies würde sich auch nicht ändern. Daher vegetieren sie vor sich hin und sind passiv, anstatt aktiv und lebensfroh ihr Schicksal in die Hand zu nehmen. Unangenehme Partnerschaften werden als gegeben und unausweichlich hingenommen und eine unbefriedigende Arbeit als selbstverständlich. Sie begehren nicht gegen diese negativen Umstände auf, sondern reagieren mit Resignation, Mattigkeit und Passivität. Man könnte meinen, sie wären schon innerlich tot. Die Stimme ist oft monoton, fast automatisch und leise; sie sind energiearm und haben kaum Unternehmungslust, von Lebensfreude und Leichtigkeit keine Spur. Dieser Zustand scheint Ihnen so selbstverständlich, dass sie ihn selbst nicht einmal bemerken, geschweige denn zu ändern versuchen. Natürlich kommen oft weniger extreme Zustände dieser Haltung vor und wechseln mit anderen Seelenzuständen ab oder werden von diesen überdeckt.

Wirkungsrichtung der Wild-Rose-Essenz

Die Wild-Rose-Essenz hilft laut Dr. Bach Menschen in dieser Verfassung, wieder aktiver und selbstbestimmter zu leben. Die Veranlagung, sich in sein Schicksal zu fügen, wirkt dann in ihrer positiven Form: Unveränderliche Umstände werden angenommen und nicht mit dem eigenen Leben gehadert. Die Möglichkeiten der Einflussnahme auf den Verlauf der Dinge können erkannt und genutzt werden. Nun werden schwierige Situationen in Angriff genommen und befriedigendere Beziehungen aufgebaut, erfüllendere Arbeitssituationen gefunden. Nachdem man erkannt hat, dass man selbst das eigene Schicksal beeinflussen kann, verschwindet Resignation und Passivität.
Es keimt die Lust zu leben auf, die Freude an Begegnungen, den kleinen, schönen Dingen und Erlebnissen.

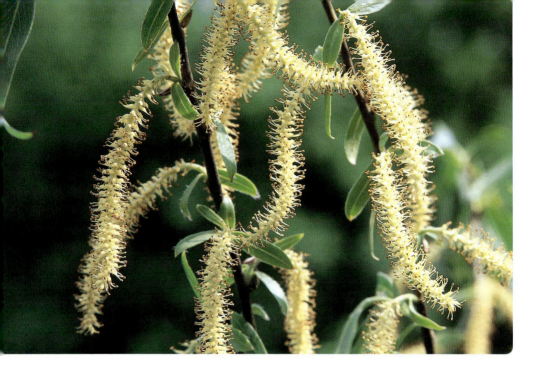

38 Willow

Verbitterung und Groll wegen des eigenen Schicksals

Botanik

Salix alba var. *vitellina*, Gelbe Weide oder Dotterweide, Familie: Salicaceae

Merkmale: Bis zu 30 m hoher Laubbaum mit im Winter gelben Zweigen und lanzettlichen, lang zugespitzten, fein gesägten Blättern. Die Blüten sind zweihäusig verteilt und erscheinen als 3-6 cm lange Blütenkätzchen mit dem Laubaustrieb. Die Borke ist grob längsrissig

Blütezeit: Mai bis Juni

Standort: Sommerwarme Tieflagen, meist an Gewässern. Liebt nährstoffreiche, sandig kiesige Böden

Herstellungsmethode

Willow wird nach der Kochmethode hergestellt (siehe Kapitel 5)

Kurzcharakteristik des Willow-Seelenzustandes

Typische Verhaltensweisen im disharmonischen Zustand:

- Verbitterung und Groll wegen des eigenen Schicksals
- Tiefe Enttäuschung und das Gefühl, ungerecht behandelt worden zu sein
- Man glaubt, dass man es besonders schwer hat und es das Schicksal nicht gut mit einem meint
- Man ist auf andere neidisch und glaubt, alle anderen hätten mehr Glück als man selbst
- Nachtragend und unversöhnlich werden schlechte Erlebnisse mit sich herumgeschleppt
- Man will unerbittliche Rache nehmen für etwas, das einem angetan worden ist

- Man ist schnell und anhaltend beleidigt
- Man verdirbt gerne anderen ihre „unverdient" gute Laune
- Langanhaltender Groll und negative Gedanken beschäftigen einen viel
- Hilfe von anderen zu bekommen, hält man für selbstverständlich
- Man glaubt, das Leben hätte einem übel mitgespielt und vieles vorenthalten
- Schuld an der eigenen Lage sind immer die Umstände, andere Menschen...

Persönlichkeitspotenzial bei harmonischer Entwicklung:

- Man sieht, dass jedem Menschen Gutes und Schlechtes widerfährt und die innere Einstellung das eigene Befinden am meisten bestimmt
- Man übernimmt die Verantwortung für sein Schicksal, nimmt sein Leben in die Hand und versucht aktiv den Verlauf der Ereignisse zu beeinflussen

Beschreibung

Menschen im Willow-Zustand der Bach-Blütenheilkunde können negative Eindrücke nicht vergessen und glauben, dass sie ein besonders schweres Schicksal haben. Die Schuld an der Unzufriedenheit und an den misslichen Lebensumständen suchen Willow-Menschen bevorzugt im Außen. Daher hegen sie einen Groll auf Gott und die Mitmenschen, die ihnen scheinbar alles so schwer gemacht haben und vieles von dem Guten, das sie ohne Zweifel verdient hätten, vorenthalten.
Die Umstände, Schicksalsfälle, Ungerechtigkeiten, die ihnen widerfahren sind, können sie nicht loslassen; statt dessen kultivieren sie diese unangenehmen Erlebnisse und beißen sich richtig fest in ihrer Verbitterung. Sie fühlen sich als unschuldige Opfer und erwarten Mitleid und Hilfe. „Wenn meine Lehrer die Fähigkeiten, die in mir stecken, erkannt hätten, dann hätte ich ein glückliches Leben führen können" oder „Mein strenger Vater hat mein Leben ruiniert" sind Sätze, die man von Willow-Typen hören kann. Gut gelaunte und zufriedene Menschen sind für sie schlecht erträglich, daher tun sie gerne alles, um ihnen die gute Laune zu vermiesen.
Wenn Hilfe von anderen Menschen angeboten und geleistet wird, nehmen sie diese als ganz selbstverständlich an, erweisen sich oft als undankbar und sind selbst nicht sehr hilfsbereit. Die innere Wut, Verbitterung und Unzufriedenheit schwelt in ihnen wie eine glimmende Glut, es kommt nicht zum kraftvollen Ausbruch, sondern Schwaden giftiger Gedanken scheinen von ihnen auszugehen. Häufig ziehen sie sich mehr und mehr aus dem Leben zurück und werden zu einsamen Miesepetern.

Wirkungsrichtung der Willow-Essenz

Diese Blütenessenz hilft, nach den Erkenntnissen der Bach-Blütentherapie, sich mit dem Gesetz von Ursache und Wirkung zu beschäftigen. Sie befähigt zum aktiven Einsatz der eigenen Kräfte, um Lebensziele zu erreichen und ermöglicht ein inneres Loslassen, wenn sich die Dinge nicht in die gewünschte Richtung entwickeln.
Es kann die Einsicht reifen, dass jeder seines Glückes Schmied ist und keiner vor Schicksalsschlägen verschont bleibt. Der Umgang mit negativen Erlebnissen oder Rahmenbedingungen wird leichter. Man hängt sich nicht mehr an alte Verletzungen, Erwartungen, Enttäuschungen und wird damit fähig, mit festem Schritt in eine eigenverantwortliche Zukunft zu gehen.

39 Rescue

Zusätzlich zu den 38 Blütenessenzen hat Dr. Bach ein Komplexmittel aus 5 dieser 38 Blüten zusammengestellt. Es gilt heute als 39. Blütenessenz. Diese sogenannten Notfalltropfen haben sich in unzähligen kritischen Situationen bewährt und können in allen Erste-Hilfe-Fällen unterstützend angewendet werden.
Die fünf Blüten und ihre Wirkungsrichtungen für den Notfall sind:

6 Cherry Plum gegen Verzweiflung und die Angst völlig durchzudrehen,
9 Clematis gegen das Gefühl, von dem was geschieht weit weg zu sein, einer Vorstufe der Bewusstlosigkeit
18 Impatiens gegen körperliche und geistige Anspannung
26 Rock Rose zur Abhilfe bei panikartigen Angstzuständen
29 Star of Bethlehem für den Schockzustand, zur Auflösung von Traumata; z.B. bei Ohnmacht

Diese Blütenessenzkombination soll nach der Einnahme rasch eine emotionale Stabilisierung bewirken und die Selbstheilungskräfte durch die daraufhin erfolgende psychische und körperliche Entspannung aktivieren. Rescue gibt es als fertige Essenz in Vorratsfläschchen, den „Stockbottles". Man kann es aber auch selbst aus den fünf Blütenessenzen mischen.

Im Notfall empfiehlt es sich, vier Tropfen unverdünnt auf die Zunge zu träufeln. Dies sollte bei Bedarf in Abständen von ca. 10 Minuten so lange wiederholt werden, bis eine deutlich Stabilisierung eingetreten ist. Ist keine orale Einnahme möglich, können die Tropfen auch auf die Lippen geträufelt oder auf die Stirn gerieben werden.
Rescue kann aber auch wie alle anderen Blütenessenzen mit Wasser und Alkohol verdünnt (siehe Kapitel „Anwendung und Dosierung") eingenommen werden.

Wenn man weiß, dass eine kritische Situation bevorsteht, ist es hilfreich, Rescue-Tropfen schon im Voraus einzunehmen, um die ganze Sache gelassener nehmen zu können. So werden heute beispielsweise auch bereits in einigen konventionell arbeitenden Kliniken in Deutschland Schwangeren kurz vor der Geburt im Kreissaal Rescue-Tropfen verabreicht.

Dieses Mittel gehört in jede Haus- und Reiseapotheke und in jede Handtasche. Rescue soll auch bei gestressten Tieren und bei Pflanzen (z.B. nach dem Umtopfen) gut wirken.

Neben den Rescue-Tropfen gibt es auch Rescue-Creme. Sie enthält außer der von Dr. Bach vorgegebenen Essenzenmischung auch noch Crab Apple. Diese Salbe eignet sich für kleine körperliche Schocks wie leichten Verbrennungen, Prellungen, Quetschungen, Hautreizungen, Verstauchungen und zur Vorbeugung von Wundliegen bei bettlägeriger Menschen.

10. Repertorium

abergläubisch	• dadurch unklare Ängste	Aspen
abfinden	• findet sich mit allem ab, hat aufgegeben	Gorse
abfinden, kann sich nicht	• man hadert mit seinem Schicksal	Willow
Abhängigkeit	• aus Ängsten	Mimulus
	• aus Gefühlen der Schuld und Verantwortung heraus	Pine
	• durch die Suche nach Anerkennung	Larch
	• möchte andere Menschen von sich abhängig machen	Chicory
	• wird von willensstarken Menschen dominiert	Centaury
Ablehnung	• anderer Menschen, wenn sie einem nahe kommen	Water Violet
	• aufgrund traumatischer Erfahrungen	Star of Bethlehem
	• aus Angst	Mimulus
	• gegenüber langsamen Menschen	Impatiens
	• lehnt sich selbst ab, fühlt sich abgelehnt	Larch
	• von allem Fremden und nicht dem eigenen Weltbild entsprechenden	Beech
	• wegen Verbitterung	Willow
ablenkbar	• durch Unaufmerksamkeit	Chestnut Bud
	• durch unterdrückte Sorgen	Agrimony
	• möchte nichts versäumen, Gedankensprünge	Scleranthus
Abneigung	• gegenüber allem Anderssein von Mitmenschen	Beech
Abscheu	• vor Schmutz	Crab Apple
abwesend	• da sich bestimmte Gedanken immer aufdrängen	White Chestnut
	• durch viel Nachdenken über Vergangenes	Honeysuckle
	• lebt in der Fantasiewelt	Clematis
affektiert	• tut alles, um im Mittelpunkt zu stehen	Heather
aggressiv	• „heiliger Zorn", weil man zu wissen meint, was richtig und falsch ist	Vervain
	• aus Bitterkeit, Neid und Groll	Willow
	• reagiert schnell aggressiv	Holly
	• weil etwas zu lange dauert	Impatiens
albern	• ist überdreht	Agrimony
Alkohol	• wird konsumiert, um gewünschte „Sorglosigkeit" zu erreichen	Agrimony
	• um in harmonische Stimmung zu kommen	Honeysuckle

Alleinsein	• durch Lieblosigkeit und Missgunst	Holly
	• man will viel Alleinsein	Water Violet
	• möchte gerne alleine sein, um träumen zu können	Clematis
	• wegen Kritiksucht	Beech
	• weil man ständig nur von sich redet und kein wirkliches Interesse am andern hat	Heather
Alleinsein, kann nicht	• Angst davor, alleine zu sein, ohne Publikum	Heather
	• hat Angst vor dem Alleinsein	Mimulus
	• will Angehörige um sich haben und kann nicht alleine sein	Chicory
	• um nicht ins Grübeln zu kommen	Agrimony
Alpträume	• durch vage Ängste	Aspen
	• durch Schuldgefühle	Pine
	• mit Aufschrecken und Panikgefühl	Rock Rose
	• nach schrecklichen Erlebnissen	Star of Bethlehem
altklug	• Kinder sind altklug	Beech
Amoklauf	• hat Angst, durchzudrehen und Amok zu laufen	Cherry Plum
Angeberei	• möchte bewundert werden	Heather
angepasst	• aus Willensschwäche	Centaury
	• um sich beliebt zu machen	Agrimony
	• weil man sich unterlegen fühlt	Larch
angespannt	• aus Angst	Mimulus
	• durch den Drang sich durchzusetzen	Vine
	• durch missionarischen Übereifer, andere überzeugen wollen	Vervain
	• durch Ungeduld und Hast	Impatiens
	• viele Gedanken drängen sich auf, lassen nicht zur Ruhe kommen	White Chestnut
	• weil Konflikte unterdrückt werden	Agrimony
	• weil man alles perfekt machen will	Rock Water
	• weil man unbedingt durchhalten will	Oak
Angst	• aus mangelndem Selbstwertgefühl	Larch
	• dass Angehörigen etwas Schlimmes passieren könnte	Red Chestnut
	• dem Alltag nicht gewachsen zu sein	Hornbeam
	• durch überraschende Zwischenfälle, Panik	Rock Rose
	• durch zu viel Stress und zu hohe Verantwortung	Elm

REPERTORIUM

Angst	• durchschaut zu werden	Agrimony
	• Gefühle zu zeigen	Agrimony
	• man wird von ängstlichen Gedanken verfolgt	White Chestnut
	• nach traumatischen Erlebnissen	Star of Bethlehem
	• nicht genügend Anerkennung und Dankbarkeit zu bekommen	Chicory
	• nicht genügend Beachtung zu bekommen	Heather
	• ohne erkennbaren Grund	Aspen
	• panische Angst	Rock Rose
	• schon bei harmlosen Erkrankungen	Aspen
	• Schwäche zu zeigen	Oak
	• seelisch verletzt zu werden	Water Violet
	• sich schuldig zu machen	Pine
	• verlassen zu werden	Chicory
	• vor Ablehnung; nicht gemocht zu werden	Agrimony
	• vor Ablehnung, Kritik	Larch
	• vor Bestrafung	Aspen
	• vor der Angst	Aspen
	• vor der Dunkelheit, vor dunklen Orten	Aspen
	• vor der Zukunft, unklar und diffus	Aspen
	• vor Fehlentscheidungen	Cerato
	• vor größeren Gruppen zu reden	Larch
	• vor Konflikten	Agrimony
	• vor konkreten Dingen und Situationen	Mimulus
	• vor Kontrollverlust durch die starken Emotionen	Cherry Plum
	• vor Misserfolgen, auch vor kleinen Patzern	Gentian
	• vor Nähe	Water Violet
	• vor Neuanfang, Berufswechsel	Elm
	• vor Schmutz und Umweltgiften	Crab Apple
	• vor Strafe	Pine
	• vor Unordnung und Chaos	Crab Apple
	• zu versagen	Larch
anstrengend	• durch ständigen Redeschwall	Heather
	• durch ständiges Fragen	Cerato
Anstrengung	• führt zu völliger Kraftlosigkeit	Olive
antriebslos	• durch geistige und nervliche Erschöpfung	Hornbeam
	• durch viel Nachdenken über Vergangenes	Honeysuckle

REPERTORIUM 10

antriebslos	• lebt lieber in der Fantasiewelt	Clematis
	• plötzlich, ohne erkennbaren Grund	Mustard
	• weil man ganz plötzlich traurig und deprimiert ist	Mustard
	• weil man sich nichts mehr vom Leben erhofft	Wild Rose
	• weil man sich total erschöpft fühlt	Olive
apathisch	• aus mangelndem Interesse am Leben	Clematis
	• aus nervöser und geistiger Erschöpfung	Hornbeam
	• weil man resigniert hat	Gorse
Arbeitssucht	• um sich von Sorgen und Gefühlen abzulenken	Agrimony
	• zwanghafte Neigung etwas zu leisten	Oak
Ärger	• ärgert sich über sein Schicksal	Willow
	• mit fanatischem Drang zu missionieren	Vervain
	• über das Verhalten anderer	Beech
	• über Kleinigkeiten	Holly
	• weil etwas zu lange dauert	Impatiens
	• wenn andere sich nicht unterordnen/gehorchen	Vine
arrogant	• aus Unsicherheit	Larch
	• intolerant, alles andere ist weniger gut	Beech
	• man erscheint durch Distanziertheit arrogant	Water Violet
	• zweifelt an den Fähigkeiten seiner Mitmenschen	Vine
Askese	• unterwirft sich strengen Normen und Regeln	Rock Water
Astrologen	• werden zur Entscheidungsfindung herangezogen	Cerato
Atmosphäre	• bestimmter Orte kann nicht ertragen werden	Aspen
aufbrausend	• aus Ungeduld	Impatiens
aufdringlich	• man versucht den Mitmenschen die eigenen Überzeugungen aufzudrängen	Vervain
aufgeben	• durch nervöse und geistige Erschöpfung	Hornbeam
	• durch plötzliche depressive Verstimmung	Mustard
	• man hat innerlich resigniert	Gorse
	• mit Hoffnungslosigkeit und Verzweiflung, Ausweglosigkeit	Sweet Chestnut
	• verliert schnell das Interesse	Wild Oat
	• weil man nicht mehr kann	Olive
	• weil man sich nichts mehr vom Leben erhofft	Wild Rose
	• wenn nicht alles glatt läuft	Gentian
	• zweifelt an der Sinnhaftigkeit	Wild Oat

aufgeben, kann nicht	• man will keinesfalls aufgeben	Oak
aufgekratzt	• kommt vor Begeisterung nicht zur Ruhe	Vervain
Aufmerksamkeit	• verlangt viel Aufmerksamkeit	Heather
aufopfernd	• um Kontrolle über andere zu bekommen	Chicory
	• weil man nicht „Nein" sagen kann	Centaury
Aufputschmittel	• um in die gewünschte Stimmung zu kommen	Agrimony
	• um Schwung für den Alltag zu bekommen	Hornbeam
ausgebrannt	• durch geistige und nervliche Ausgelaugtheit	Hornbeam
	• durch Überforderung, lange Krankheit, Stress	Olive
	• weil man nicht aufgeben kann	Oak
ausgelaugt	• durch selbst auferlegte hohe Ziele und Ideale	Rock Water
	• durch Überforderung, lange Krankheit, Stress	Olive
	• durch zu viel Einsatz für die eigenen Ideale	Vervain
	• geistige und nervliche Ausgelaugtheit	Hornbeam
	• weil man nicht „Nein" sagen kann	Centaury
	• weil man zu viel von sich fordert, nicht aufgeben kann	Oak
Außenseiter	• aus Verbitterung	Willow
	• weil man eigenbrötlerisch und gerne allein ist	Water Violet
Ausweglosigkeit	• man sieht in einer unerträglich gewordenen Situation keinen Ausweg mehr	Sweet Chestnut
autoritär	• aus Begeisterung und Überzeugung für eine Sache	Vervain
	• duldet keinen Widerspruch	Vine
beeinflussbar	• durch vorübergehende Unsicherheit	Walnut
	• fragt durch Unsicherheit ständig andere um Rat	Cerato
	• ordnet sich rasch unter	Centaury
	• übernimmt die Meinungen anderer aus Unterwürfigkeit	Centaury
	• weil man sich unterlegen fühlt	Larch
beeinflussen	• durch übergroße Fürsorglichkeit	Chicory
Befangenheit	• im Umgang mit anderen Menschen	Water Violet
begeistert	• man möchte andere unbedingt von etwas überzeugen	Vervain
belastbar, nicht	• aus totaler körperlicher Erschöpfung	Olive
	• fühlt sich durch mangelnde Nervenstärke sofort erschöpft	Hornbeam

REPERTORIUM 10

beleidigt	• wenn man sich nicht genügend beachtet fühlt	Heather
	• weil man das Verhalten anderer schnell negativ interpretiert	Holly
	• weil man sich benachteiligt fühlt	Willow
	• wenn Dank und Zuwendung fehlt	Chicory
berechnend	• hilfsbereit, um Dankbarkeit und Zuwendung zu bekommen	Chicory
	• sehr auf den eigenen Vorteil bedacht	Heather
beschmutzt	• fühlt sich unrein	Crab Apple
besitzergreifend	• durch Überfürsorglichkeit	Chicory
besorgt	• den eigenen Prinzipien nicht zu genügen	Rock Water
	• nicht genügend beachtet zu werden	Heather
	• nicht genügend geliebt zu werden	Agrimony
	• Sorgen verfolgen einen ständig	White Chestnut
	• um das Wohl nahestehender Menschen	Red Chestnut
Besserwisser	• aus intolerantem Idealismus	Vervain
	• will andere dominieren	Vine
Bestrafungs-ängste		Aspen
Bevormundung	• lässt sich von anderen bestimmen	Centaury
bewertend	• alles wird sofort in gut oder schlecht eingestuft	Beech
blockiert	• durch nicht verarbeitete traumatische Erfahrungen	Star of Bethlehem
	• in Ausnahmesituationen	Rock Rose
boshaft	• aus Missgunst, Ärger oder Rachsucht	Holly
	• durch Intoleranz, Kritiksucht und kleinliche Moralvorstellungen	Beech
Burn-out	• durch geistige und nervliche Ausgelaugtheit	Hornbeam
	• durch Überforderung, lange Krankheit, Stress	Olive
	• weil man zu viel von sich fordert und nicht aufgeben kann	Oak
cholerisch	• man wird schnell wütend	Holly
demotiviert	• weil man sich keine Verbesserung mehr erhofft	Gorse
depressiv	• aus Verzweiflung und Hoffnungslosigkeit	Sweet Chestnut
	• bei Versagen und Misserfolgen	Gentian
	• durch nicht verarbeitete traumatische Erfahrungen	Star of Bethlehem
	• durch tiefe Erschöpfung	Olive

depressiv	• durch Überarbeitung	Oak
	• durch übertriebene Sorge um andere	Red Chestnut
	• durch viel Nachdenken über Vergangenes	Honeysuckle
	• fühlt sich abgelehnt oder nicht genügend gewürdigt	Heather
	• das Leben ist durch unerklärliche Ängste beeinträchtigt	Aspen
	• mit Verbitterung	Willow
	• ohne den Grund dafür zu kennen, plötzlich	Mustard
	• ratlos, kann sich nicht entscheiden	Cerato
	• weil man für sich keine Ziele im Leben findet	Wild Oat
	• weil man für sich nichts mehr vom Leben erhofft	Wild Rose
	• weil man sich immer unterlegen fühlt	Larch
	• weil man sich nicht genug geliebt fühlt	Chicory
	• weil man sich schuldig fühlt	Pine
Desinteresse	• am eigenen Leben, ständiges Sorgenmachen um andere	Red Chestnut
	• an der Gegenwart, lebt mehr in der Vergangenheit	Honeysuckle
	• an Freud und Leid anderer Menschen nicht wirklich interessiert	Heather
	• aus totaler Erschöpfung	Olive
	• die Gedanken kreisen zwanghaft um andere Themen	White Chestnut
	• kein Interesse an der Realität	Clematis
	• weil man glaubt das Leben sei freudlos	Wild Rose
destruktiv	• aus Bitterkeit, Neid und Groll	Willow
	• will Schaden anrichten	Holly
	• zermartert sich mit Schuldgefühlen	Pine
devot	• aus mangelndem Selbstwertgefühl	Centaury
dienen	• stellt eigene Bedürfnisse zurück	Centaury
distanziert	• man will keine Nähe	Water Violet
	• vermeidet Nähe aus Unsicherheit	Larch
diszipliniert	• man überarbeitet sich aus Angst Schwäche zu zeigen	Oak
	• mit sich selbst zu streng	Rock Water
	• verlangt von anderen Disziplin und Ordnung	Vine
dogmatisch	• und intolerant	Beech

REPERTORIUM

dogmatisch	• unterwirft sich strengen Normen und Regeln	Rock Water
dominant	• will, dass sich andere unterordnen	Vine
Drogen	• um in harmonische Stimmung zu kommen	Honeysuckle
	• um Schwung für den Alltag zu bekommen	Hornbeam
	• werden konsumiert, um „cool" zu erscheinen	Argimony
Dunkelheit	• ängstigt	Aspen
dünnhäutig	• durch momentane innere Labilität	Walnut
	• übergroße Empfindlichkeit	Aspen
Durchhaltevermögen, gering	• verliert schnell das Interesse	Wild Oat
	• gibt bei kleinen Rückschlägen auf	Gentian
	• zweifelt an der Sinnhaftigkeit	Wild Oat
Durchhaltevermögen, zu viel	• überfordert sich aus starkem Pflichtgefühl und Ehrgeiz heraus	Oak
egoistisch	• hält nur die eigenen Überzeugungen und Ideale für richtig	Vervain
	• mit dem Gefühl, immer benachteiligt zu werden	Willow
	• zweifelt nur an den anderen	Vine
egozentrisch	• Außenseiter und Einzelgänger	Water Violet
	• es dreht sich alles um die eigenen Überzeugungen	Rock Water
	• möchte, dass sich alles um einen dreht	Chicory
	• selbstgerecht und zu sehr von sich überzeugt	Vine
	• toleriert keine andere Meinung	Beech
	• will immer im Mittelpunkt stehen	Heather
	• zu sehr auf die eigenen Ideen fixiert	Vervain
Ehrgeiz, fehlt	• aus Versagensängsten	Larch
	• weil alles sinnlos scheint	Wild Rose
	• weil man sich in Tagträumen verliert	Clematis
ehrgeizig, zu sehr	• durch ehrgeizige Ziele überfordert	Elm
	• möchte andere unbedingt überzeugen	Vervain
	• um hohen Ansprüchen an sich zu genügen	Rock Water
	• weil man andere dominieren will	Vine
	• zu großer Ehrgeiz, bis zum Burn-out	Oak
	• um Minderwertigkeitsgefühle zu kompensieren	Larch
eifersüchtig	• auf das Glück und den Erfolg anderer	Holly
	• braucht ständig Zuwendung und Anerkennung	Chicory
	• mit Bitterkeit und Groll	Willow

eifrig	• man versucht den Mitmenschen die eigenen Überzeugungen aufzudrängen	Vervain
eigenbrötlerisch	• man ist gerne allein	Water Violet
eigensinnig	• glaubt, immer Recht zu haben	Vine
	• hält starr an Prinzipien fest	Rock Water
	• kann seine Arbeit nicht aufgeben	Oak
eilig	• treibt sich und andere ständig zur Eile	Impatiens
einfältig	• erscheint einfältig, weil immer auf die Meinung anderer vertraut wird	Cerato
	• macht immer wieder die gleichen Fehler	Chestnut Bud
Einsamkeit	• durch das verbitterte Wesen	Willow
	• durch depressive Verstimmung, ohne erkennbaren Anlass	Mustard
	• durch Lieblosigkeit und Missgunst	Holly
	• durch tyrannisches Verhalten	Vine
	• fühlt sich einsam, wenn sich nahestehende Menschen nicht häufig melden	Chicory
	• man zieht sich aus Schwäche zurück, hat keine Kraft für Begegnungen	Olive
	• meidet andere aus Angst vor Ansteckung	Crab Apple
	• meidet andere aus Ekelgefühlen	Crab Apple
	• nach traumatischen Erlebnissen	Star of Bethlehem
	• weil man andere nicht nahe an sich herankommen lassen will	Water Violet
	• weil man anderen immer seine Meinungen und Überzeugungen aufdrängt	Vervain
	• weil man mit anderen keine Geduld hat	Impatiens
	• weil man zu wechselhaft und unzuverlässig ist	Scleranthus
Einzelgänger	• aus Verbitterung	Willow
	• weil man eigenbrötlerisch und gerne allein ist	Water Violet
Ekel	• vor Hautausschlägen und Schmutz	Crab Apple
Emotionen	• sind aufgestaut und drohen zu explodieren	Cherry Plum
emotionslos	• kann seine Gefühle nicht zeigen	Water Violet
empfindlich	• bei zu geringer Anerkennung durch andere	Heather
	• durch momentane innere Labilität	Walnut
	• gegen Fehlschläge	Gentian
	• gegen Lieblosigkeit und Undankbarkeit	Chicory
	• gegen starke Eindrücke	Mimulus

empfindlich	• gegen Streit	Agrimony
	• gegenüber Kritik	Larch
	• sehr sensibel	Aspen
	• was Sauberkeit und Ordnung angeht	Crab Apple
engstirnig	• hat geringes Einfühlungsvermögen in andere	Beech
	• mit fanatischem Drang zu missionieren	Vervain
entmutigt	• fühlt sich leer und verloren	Sweet Chestnut
	• leicht zu entmutigen	Gentian
	• vorübergehend entmutigt	Elm
Entscheidungs-probleme	• man ist sich unklar, was man mit seinem Leben anfangen möchte	Wild Oat
	• muss immer andere um Rat fragen	Cerato
enttäuscht	• mit Groll	Willow
	• schon durch kleine Rückschläge	Gentian
	• wegen der vermeintlichen Undankbarkeit anderer	Chicory
Erfahrungen	• man lernt nichts daraus	Chestnut Bud
Erfolg	• wird durch negative Erwartungshaltung verhindert	Gentian
ermahnen	• aus Besserwisserei und Herrschsucht	Vine
	• ermahnt Kinder ständig zur Vorsicht	Red Chestnut
ermüdend	• durch ununterbrochenen Redeschwall	Heather
	• durch ständiges Fragen	Cerato
Erregungs-zustand	• „heiliger Zorn", weil zu wissen meint, was richtig und falsch ist	Vervain
	• durch Aggression	Holly
	• durch Ungeduld	Impatiens
	• durch Schock und Panik	Rock Rose
	• innerlich unter Druck, kurz vor dem Platzen	Cherry Plum
Erschöpfung	• durch die hektischen Aktivitäten	Impatiens
	• durch Perfektionismus und eiserne Disziplin	Rock Water
	• durch Überarbeitung	Oak
	• durch Überforderung, lange Krankheit, Stress	Olive
	• durch zu viel Einsatz für die eigenen Ideale	Vervain
	• geistige Erschöpfung durch eintönige Arbeit	Hornbeam
	• ist geistig und nervlich erschöpft	Hornbeam
	• man nimmt trotzdem keine Hilfe an	Oak
	• weil man sich ständig ausnutzen lässt	Centaury

Erziehungsprobleme	• man ist zu nachgiebig	Centaury
	• überfürsorglich, kann Jugendliche nicht in die Selbstständigkeit entlassen	Chicory
esssüchtig	• um sich nicht mit den eigenen Problemen und Gefühlen beschäftigen zu müssen	Agrimony
Exzesse	• aus Begeisterung beim Arbeiten, Sport, Essen, Sex	Vervain
fanatisch	• bezüglich der eigenen Lebensweise	Rock Water
	• folgt einem intolerantem Idealismus	Vervain
	• in Sachen Ordnung und Sauberkeit	Crab Apple
Fantasien	• lebt in einer Traumwelt	Clematis
	• dass Angehörigen etwas Schlimmes zustoßen könnte	Red Chestnut
Fatalismus		Gorse
Fehler	• macht immer wieder die gleichen Fehler	Chestnut Bud
	• man fühlt sich schuldig, glaubt versagt zu haben	Pine
Fehlschläge	• entmutigen sofort	Gentian
	• man lernt nichts daraus	Chestnut Bud
flatterhaft	• schneller Wechsel bei Meinungen und Vorhaben	Scleranthus
fliehen	• aus der Realität in die nostalgische Vergangenheit	Honeysuckle
	• vor der Realität	Clematis
freudlos	• aus eiserner Selbstdisziplin	Rock Water
	• durch körperliche Erschöpfung	Olive
	• durch mentale Erschöpfung, innerlich ausgebrannt	Hornbeam
	• durch Schuldgefühle	Pine
	• durch sich aufdrängende, sorgenvolle Gedanken	White Chestnut
	• ganz plötzlich, ohne Anlass	Mustard
	• weil man resigniert hat	Wild Rose
	• weil man sich immer um andere Sorgen macht	Red Chestnut
Fröhlichkeit	• unecht, künstlich, gespielt	Agrimony
frustriert	• ständiges Überforderungsgefühl macht unzufrieden	Hornbeam
	• weil die Richtung im Leben fehlt	Wild Oat
	• weil notwendige Veränderungen nicht gewollt werden	Sweet Chestnut
fügsam		Centaury
fürsorglich	• um Kontrolle über andere zu bekommen	Chicory

Gedächtnis-schwäche	• aus Lernschwäche und Unaufmerksamkeit	Chestnut Bud
	• durch geistige und nervliche Erschöpfung	Hornbeam
	• durch ständiges Denken an die Vergangenheit	Honeysuckle
	• durch Träumerei	Clematis
	• Unangenehmes wird verdrängt	Agrimony
	• weil einen nichts mehr interessiert	Wild Rose
Gedanken-karussell	• Gedanken kreisen ständig um bestimmte Themen	White Chestnut
gefühlsarm	• man kann seine Gefühle schwer zeigen	Water Violet
Geltungssucht	• man will andere unbedingt überzeugen	Vervain
	• möchte viel Anerkennung und Bewunderung, will im Mittelpunkt stehen	Heather
	• verlangt Dankbarkeit und Anerkennung von den Familienangehörigen	Chicory
Genussmittel-missbrauch	• um Schwung für den Alltag zu bekommen	Hornbeam
	• um in harmonische Stimmung zu kommen	Honeysuckle
	• werden übertrieben konsumiert, um „cool" zu erscheinen, sorglos zu wirken	Agrimony
Geschwätzigkeit	• redet viel, um andere von seiner Meinung zu überzeugen	Vervain
	• redet viel, um Aufmerksamkeit zu bekommen	Heather
	• redet viel, um sich beliebt zu machen	Agrimony
	• stellt dauernd Fragen	Cerato
gewissenhaft	• um hohen Ansprüchen an sich zu genügen	Rock Water
gewissenlos	• lässt nur die eigenen Meinungen gelten	Vine
	• rücksichtslos und aggressiv	Holly
gezeichnet	• von einem traumatischen Erlebnis	Star of Bethlehem
Glaube	• Glaube, dass alles gut gehen wird, fehlt	Gentian
	• glaubt, dass sich nichts mehr zum Guten wendet	Gorse
	• glaubt, man wäre minderwertig	Larch
	• möchte seine Glaubenssätze anderen aufdrängen	Vervain
	• dem eigenen Schicksal gegenüber, macht sich nur Sorgen um andere	Red Chestnut
gleichgültig	• durch depressive Verstimmung, ohne erkennbaren Anlass	Mustard
	• durch völlige Erschöpfung	Olive
	• Gegenwart ist egal, man lebt in der Vergangenheit	Honeysuckle

gleichgültig	• weil man gedanklich abwesend ist	Clematis
	• weil man glaubt das Leben sei freudlos	Wild Rose
grausam	• aus Lieblosigkeit	Holly
	• um den eigenen Willen durchzusetzen	Vine
Groll	• man glaubt, das eigene Los wäre besonders hart	Willow
grübeln	• sorgenvolle Gedanken verfolgen einen ständig	White Chestnut
	• über mögliche Unglücksfälle nahestehender Menschen	Red Chestnut
gutgläubig	• durch vorübergehende Unsicherheit	Walnut
	• fragt immer andere um Rat	Cerato
gutmütig	• lässt sich ausnutzen	Centaury
Harmoniesucht	• mit Flucht in eine verklärte Vergangenheit	Honeysuckle
	• weil Konflikte schwer ertragen werden können	Agrimony
hart	• aus Lieblosigkeit	Holly
	• um den eigenen Willen durchzusetzen	Vine
Hassgefühle	• mit Bitterkeit	Willow
	• zeigt offen seine Abneigung	Holly
hastig	• durch Ungeduld	Impatiens
Heimweh	• durch übermächtige Erinnerungen an früher	Honeysuckle
hektisch	• aus Angst	Mimulus
	• drückt sich durch ruckartige Gesten aus	Scleranthus
	• durch Panik	Rock Rose
	• durch Ungeduld	Impatiens
	• will nichts versäumen	Scleranthus
Hemmungen	• andere Menschen nahe an sich heran zu lassen	Water Violet
	• aus Ängstlichkeit	Mimulis
	• blockiert durch ein traumatisches Erlebnis	Star of Bethlehem
	• sich vor einer Gruppe zu präsentieren	Larch
herrschsüchtig	• will immer den eigenen Willen durchsetzen	Vine
	• tut Gutes, um andere zu beherrschen	Chicory
herzlos	• aus Intoleranz	Beech
	• kein Mitgefühl	Holly
	• setzt ohne Skrupel den eigenen Willen durch	Vine
Hilflosigkeit	• man weiß keinen Rat mehr	Sweet Chestnut
hilfsbereit	• um andere zu beherrschen	Chicory
	• weil man nicht „Nein" sagen kann	Centaury

REPERTORIUM 10

Hindernisse	• will Hindernisse unbedingt überwinden, überfordert sich dadurch	Oak
hoffnungslos	• aus Resignation	Wild Rose
	• durch depressive Verstimmung, ohne erkennbaren Anlass	Mustard
	• durch Erschöpfung	Olive
	• durch Schuldgefühle	Pine
	• man hat alle Hoffnung auf Hilfe und Besserung aufgegeben	Sweet Chestnut
	• man hat innerlich aufgegeben	Gorse
	• mit Bitterkeit und Groll	Willow
	• schon durch kleine Fehlschläge	Gentian
Hören, schlecht	• aus mangelndem Interesse an der Umwelt	Clematis
Idealismus	• mit fanatischem Drang zu missionieren	Vervain
	• unterwirft sich strengen Normen und Regeln	Rock Water
ideologisch	• man will andere unbedingt von seinen Ansichten überzeugen	Vervain
	• was den eigenen Lebenswandel angeht	Rock Water
inkonsequent	• wechselt schnell die Meinung	Scleranthus
	• weil ein klares Konzept fehlt	Wild Oat
intolerant	• gegenüber langsamen Menschen	Impatiens
	• hat viele Vorurteile und geringes Einfühlungsvermögen in andere	Beech
	• mit fanatischem Drang zu missionieren	Vervain
	• um den eigenen Willen durchzusetzen	Vine
introvertiert	• aus Abschnitten tiefer Traurigkeit, ohne erkennbaren Anlass, heraus	Mustard
	• durch Minderwertigkeitsgefühle	Larch
	• mit Tagträumerei	Clematis
	• man will keine Nähe	Water Violet
isoliert	• man will keine Nähe	Water Violet
jähzornig	• durch angestaute innere Emotionen	Cherry Plum
	• man wird schnell wütend	Holly
kapituliert	• man hat innerlich aufgegeben, resigniert	Gorse
	• man sieht keinen Ausweg mehr	Sweet Chestnut
	• weil man keine Kraft mehr hat	Olive
	• weil man sich nichts mehr vom Leben erhofft	Wild Rose
Kartenleger	• werden zur Entscheidungsfindung herangezogen	Cerato

klagen	• über Benachteiligung und Ungerechtigkeit	Willow
	• um anderen Menschen ein schlechtes Gewissen zu machen	Chicory
	• vor Publikum, um sich wichtig zu machen	Heather
kleinlich	• andere sollen es genau so machen, wie man es verlangt	Vine
	• bei Sauberkeit und Ordnung	Crab Apple
	• engstirnig und pedantisch	Beech
Komplexe	• aus Selbstzweifeln	Larch
Konflikte	• werden vermieden, aus Harmoniebedürftigkeit	Agrimony
Kontakt-	• durch ängstliche Erwartungen	Mimulus
probleme	• durch das verbitterte Wesen	Willow
	• durch depressive Verstimmung, ohne erkennbaren Anlass	Mustard
	• durch Lieblosigkeit und Missgunst	Holly
	• durch pessimistische Lebenseinstellung	Gentian
	• durch tyrannisches Verhalten	Vine
	• man zieht sich aus Schwäche zurück, hat keine Kraft für Begegnungen	Olive
	• nach traumatischen Erlebnissen	Star of Bethlehem
	• wegen Kritiksucht	Beech
	• weil man andere nicht nahe an sich herankommen lassen will	Water Violet
	• weil man anderen immer seine Meinungen und Überzeugungen aufdrängt	Vervain
	• weil man mit anderen keine Geduld hat	Impatiens
	• weil man sich unterlegen fühlt	Larch
	• weil man ständig nur von sich redet und kein wirkliches Interesse am andern hat	Heather
	• weil man zu wechselhaft und unzuverlässig ist	Scleranthus
Kontrolle	• Angst, die Kontrolle zu verlieren	Cherry Plum
	• man kontrolliert andere, um ihnen den eigenen Willen aufzuzwingen	Vine
	• möchte Mitmenschen kontrollieren	Chicory
Konzentration, schlecht	• durch geistige Abwesenheit	Clematis
	• durch innere Ruhelosigkeit	Impatiens
	• durch sich aufdrängende Gedanken	White Chestnut
	• durch sprunghafte Gedanken	Scleranthus

Konzentration, schlecht	• man ist häufig nicht bei der Sache	Chestnut Bud
	• man ist ständig mit den Gedanken in der Vergangenheit	Honeysuckle
	• weil man kein Interesse am Leben mehr hat	Wild Rose
kopflos	• durch Schreck, Schock, Panik	Rock Rose
kraftlos	• durch geistige und nervliche Erschöpfung	Hornbeam
	• man will nur noch Ruhe	Olive
	• weil man resigniert hat	Gorse
Krise	• die Lebensziele sind noch nicht gefunden	Wild Oat
	• weil sich Lebenskonzepte als nicht durchführbar erwiesen haben	Sweet Chestnut
Kritik	• an Menschen und Umstände	Beech
	• kritisiert immer die eigenen Handlungen, fühlt sich schuldig	Pine
	• kritisiert sich selbst	Larch
	• um den eigenen Willen durchzusetzen	Vine
	• wird schlecht ertragen	Larch
kritisch	• da man nicht an ein Gelingen glaubt	Gentian
	• sich selbst gegenüber zu streng	Rock Water
Kummer	• durch unverarbeitete schreckliche Geschehnisse	Star of Bethlehem
	• sorgenvolle Gedanken verfolgen einen ständig	White Chestnut
	• wird mit gespielter Sorglosigkeit verborgen	Agrimony
Kurzschluss-handlungen	• Emotionen sind nicht mehr zu kontrollieren	Cherry Plum
labil	• bei Berufsanfang und Arbeitsstellenwechsel	Elm
	• die innere Ruhe fehlt	Scleranthus
	• folgt wechselnden Ratschlägen	Cerato
	• gibt zu rasch auf	Gentian
	• seelische Stabilität ist durch Traumata verloren gegangen	Star of Bethlehem
	• wenn ein Neubeginn ansteht	Walnut
langsam	• durch depressive Verstimmung	Mustard
	• weil der innere Antrieb fehlt	Hornbeam
	• weil man zu erschöpft ist	Olive
Lärm	• Angst vor Lärm	Mimulus
	• kann aus Intoleranz keinen Lärm dulden	Beech
lästert	• redet aus Kritiksucht schlecht über andere	Beech

lästert	• um sich selbst aufzuwerten, fühlt sich minderwertig	Larch
launisch	• ändert schnell die Meinung	Scleranthus
	• grundlos schlechter Laune, niedergeschlagen	Mustard
	• man ist schnell beleidigt und nachtragend	Willow
laut	• redet aus Begeisterung viel und laut	Vervain
	• redet schnell und laut	Impatiens
Lebensfreude, fehlt	• alles erscheint plötzlich düster und traurig	Mustard
	• aus eiserner Selbstdisziplin	Rock Water
	• durch völlige körperliche Erschöpfung	Olive
	• durch mentale Erschöpfung, innerlich ausgebrannt	Hornbeam
	• durch Schuldgefühle	Pine
	• durch sich aufdrängende, sorgenvolle Gedanken	White Chestnut
	• weil man resigniert hat	Wild Rose
	• weil man sich immer um andere Sorgen macht	Red Chestnut
Lebenskrise	• weil sich Lebenskonzepte als nicht durchführbar erwiesen haben	Sweet Chestnut
Lebensüberdruss	• weil man innerlich kapituliert hat	Wild Rose
leblos	• weil man für sich nichts mehr vom Leben erhofft	Wild Rose
leichtgläubig	• glaubt jedem Ratgeber	Cerato
	• vertraut nicht in die eigene Meinung	Centaury
leichtsinnig	• man lernt nicht aus Fehlern	Chestnut Bud
Leistungsdruck	• bei Berufsanfang und Arbeitswechsel	Elm
	• durch hohe Ansprüche an sich selbst	Rock Water
	• weil man nicht aufgeben kann, keine Schwäche zeigen kann	Oak
Lernen, schwierig	• aus Angst vor Versagen	Gentian
	• durch Antriebslosigkeit und geistige Erschöpfung	Hornbeam
	• durch geistige Abwesenheit	Clematis
	• durch Träumereien über Vergangenes	Honeysuckle
	• man lernt nicht aus Erfahrungen	Chestnut Bud
	• weil man kein Interesse am Leben mehr hat	Wild Rose
	• weil Selbstvertrauen fehlt	Larch
lieblos	• mit anderen	Holly
	• streng mit sich selbst, dogmatisch	Rock Water

loslassen, kann nicht	• kann das ständige Bekümmert-Sein um andere nicht loslassen	Red Chestnut
	• kann Nahestehende nicht in die Selbstständigkeit entlassen	Chicory
	• kann sich nicht von Vergangenem lösen	Honeysuckle
	• kann ständig kreisende Gedanken nicht loslassen	White Chestnut
lügen	• um Konflikte zu vermeiden	Agrimony
	• um sich wichtig zu machen	Heather
lustlos	• plötzlich, ohne erkennbaren Grund	Mustard
machtgierig		Vine
Magie	• fasziniert und macht gleichzeitig Angst	Aspen
manipulierend	• will Zuwendung und Dankbarkeit durch Fürsorglichkeit erzwingen	Chicory
Maske	• verbirgt sich hinter einer Fassade von Sorglosigkeit	Agrimony
matt	• weil man für sich nichts mehr vom Leben erhofft	Wild Rose
Medikamenten- missbrauch	• um in harmonische Stimmung zu kommen	Honeysuckle
	• um Schwung für den Alltag zu bekommen	Hornbeam
	• um sorglos zu wirken	Agrimony
Meinungen	• wechseln häufig und rasch	Scleranthus
Melancholie	• durch übermächtige Erinnerungen	Honeysuckle
	• plötzlich, ohne Grund	Mustard
menschenscheu	• durch ängstliche Erwartungen	Mimulus
	• durch unklare Ängste und Befürchtungen	Aspen
	• weil man andere nicht nahe an sich herankommen lassen will	Water Violet
	• weil man sich unterlegen fühlt	Larch
miesepetrig	• man gönnt anderen ihre gute Laune nicht	Willow
Minderwertig- keitsgefühl	• aus mangelndem Selbstbewußtsein	Larch
	• fühlt sich verunreinigt	Crab Apple
	• führt zu übertriebener, vorgetäuschter Toleranz	Beech
	• hat dadurch innerlich resigniert	Wild Rose
	• ist unterwürfig und willensschwach	Centaury
	• wird kompensiert, in dem man andere herabsetzt	Holly
	• wird kompensiert, in dem man sich in den Mittelpunkt drängt	Heather
	• wird überspielt	Agrimony
	• durch starke Schuldgefühle	Pine

Misserfolge	• entmutigen sofort	Gentian
	• man lernt nichts daraus	Chestnut Bud
missgünstig	• gönnt anderen kein Glück	Holly
	• weil man sich vom Schicksal benachteiligt fühlt	Willow
missionarisch	• folgt einem intolerantem Idealismus	Vervain
Missstimmungen	• können kaum ertragen werden	Agrimony
misstrauisch	• aus ängstlichen Erwartungen	Mimulus
	• erwartet Schlechtes von anderen	Holly
	• gegenüber dem eigenen Wissen und Intuition	Cerato
	• nach schlimmen Erfahrungen	Star of Bethlehem
	• traut anderen nur Schlechtes zu	Willow
mitleidlos	• durch Intoleranz	Beech
	• aus Lieblosigkeit, herzlos	Holly
	• lässt nur die eigenen Meinungen gelten	Vine
Mobbing	• redet aus Intoleranz schlecht über andere	Beech
Moralvorstellungen	• sind streng	Beech
	• strenge Moralvorstellungen für sich selbst	Rock Water
Morgenmuffel	• kommt morgens nicht in Schwung	Hornbeam
motivationslos	• durch eintönige Arbeit	Hornbeam
	• durch plötzliche tiefe Traurigkeit	Mustard
	• durch viel Nachdenken über die Vergangenheit	Honeysuckle
	• lebt in seiner Fantasiewelt	Clematis
müde	• durch geistige und nervliche Erschöpfung	Hornbeam
	• durch hektische Aktivität	Impatiens
	• durch Perfektionismus und eiserne Disziplin	Rock Water
	• durch Überarbeitung	Oak
	• durch Überforderung, lange Krankheit, Stress	Olive
	• durch zu viel Einsatz für die eigenen Ideale	Vervain
	• weil man sich ständig ausnutzen lässt	Centaury
mutlos	• durch geringes Selbstwertgefühl	Larch
	• durch konkrete Ängste	Mimulus
	• durch unbegründete Ängste	Aspen
	• fühlt sich leer und verloren	Sweet Chestnut
	• mutlos trotz sonstiger Stärke	Elm
	• schon nach kleinen Rückschlägen	Gentian
nachgiebig	• aus Harmoniesucht	Agrimony
	• aus Willensschwäche	Centaury

REPERTORIUM 10

nachgiebig	• Vorhaben werden bei Widerstand rasch aufgegeben	Gentian
nachtragend	• man kann nicht vergeben, ist verbittert	Willow
	• man will nicht vergeben und vergessen	Holly
	• Vergangenes lässt einen nicht los	Honeysuckle
naiv	• macht immer wieder die gleichen Fehler	Chestnut Bud
	• vertraut auf alle möglichen Wahrsager	Cerato
Negatives	• sieht immer das Negative	Beech
Neid	• man gönnt anderen kein Glück	Holly
	• weil man sich vom Schicksal benachteiligt fühlt	Willow
Nervenzusammenbruch	• als Folge von Schicksalsschlägen	Star of Bethlehem
	• durch angestaute Gefühle überwältigt	Cherry Plum
	• durch totale Verzweiflung und Hoffnungslosigkeit	Sweet Chestnut
	• weil man sich zuviel aufgeladen hat	Elm
nervös	• aus ängstlichen Gefühlen	Mimulus
	• drückt sich durch ruckartige Gesten aus	Scleranthus
	• durch geringe Nervenkraft	Hornbeam
	• durch mangelndes Selbstvertrauen	Larch
	• durch übertriebene Sorge um andere	Red Chestnut
	• durch unerklärliche Ängste	Aspen
	• durch versteckte Sorgen, unterdrückte Konflikte	Agrimony
	• durch zu viel Stress, vor Neuanfang	Elm
	• gegenüber langsamen Menschen	Impatiens
	• viele Gedanken drängen sich auf, lassen nicht zur Ruhe kommen	White Chestnut
	• wenn einem andere Menschen nahe kommen	Water Violet
	• wenn man nicht genügend im Mittelpunkt steht	Heather
	• will nichts versäumen	Scleranthus
neurotisch	• mit zwanghafter Sauberkeit	Crab Apple
Niedergeschlagenheit	• aus Ratlosigkeit	Cerato
	• aus Unterlegenheitsgefühl	Larch
	• aus Verzweiflung und Hoffnungslosigkeit	Sweet Chestnut
	• durch tiefe Erschöpfung	Olive
	• durch Überarbeitung	Oak
	• durch übertriebene Sorge um andere	Red Chestnut
	• plötzliche, tiefe Traurigkeit	Mustard
	• schon bei kleinen Rückschlägen und Misserfolgen	Gentian

Niedergeschla-genheit	• weil man für sich keine Ziele im Leben findet	Wild Oat
	• weil man sich nicht genügend geliebt fühlt	Chicory
	• weil man sich schuldig fühlt	Pine
	• wenn man sich abgelehnt und nicht genügend gewürdigt fühlt	Heather
nörgeln	• häufig, an Menschen oder Dingen	Beech
nostalgisch	• lebt gerne in der vermeintlich schönen Vergangenheit	Honeysuckle
Ohnmacht	• durch überraschende Zwischenfälle, Schock	Rock Rose
Opfer	• lässt sich ausnützen und dominieren	Centaury
	• man fühlt sich als Opfer des Schicksals	Willow
	• wird oft betrogen	Centaury
Ordnung	• sehr wichtig, hasst Unordnung und Schmutz	Crab Apple
	• verlangt von anderen Disziplin und Ordnung	Vine
Ordnung, fehlt	• durch Resignation und Desinteresse am Leben	Wild Rose
	• lebt im Chaos, kein Interesse an der Umwelt	Clematis
orientierungslos	• die Lebensziele sind noch nicht gefunden	Wild Oat
	• durch ständige Meinungswechsel	Scleranthus
Panik	• durch übertriebene Sorge um andere	Red Chestnut
	• Panikattacken	Rock Rose
	• wiederholt auftretende Angstzustände nach Traumata	Star of Bethlehem
passiv	• weil man für sich nichts mehr vom Leben erhofft	Wild Rose
Pausenclown	• Kinder spielen den Pausenclown	Agrimony
pedantisch	• andere sollen es genau so machen, wie man es verlangt	Vine
	• aus zu großem Ehrgeiz	Oak
	• bei Sauberkeit und Ordnung	Crab Apple
	• engstirnig und pedantisch	Beech
	• um eigene, strenge Normen ganz einzuhalten	Rock Water
	• um Kritik zu vermeiden	Larch
perfektionis-tisch	• andere sollen es genau so machen, wie man es verlangt	Vine
	• aus zu großem Ehrgeiz	Oak
	• bei Sauberkeit und Ordnung	Crab Apple
	• um eigene, strenge Normen ganz einzuhalten	Rock Water
	• um Kritik zu vermeiden	Larch

pessimistisch	• verliert schnell die Zuversicht	Gentian
	• hat keine Hoffnung mehr auf Verbesserung	Gorse
	• man erwartet weiterhin vom Schicksal benachteiligt zu werden	Willow
	• weil man meint, die Aufgaben nicht bewältigen zu können	Elm
	• weil man sich unfähig fühlt	Larch
Pflicht-bewusstsein	• führt zu Überarbeitung	Oak
prinzipientreu		Rock Water
Putzteufel	• im Alltag nimmt Putzen eine große Rolle ein	Crab Apple
rachsüchtig	• man kann nicht vergeben	Holly
	• man kann nicht vergeben, ist verbittert	Willow
rasch	• denkt und handelt schnell	Impatiens
rastlos	• immer in Eile, gehetzt	Impatiens
	• man ist immer in Eile, zerstreut und oberflächlich	Chestnut Bud
	• um nicht zum Nachdenken zu kommen	Agrimony
ratlos	• muss immer andere fragen	Cerato
realitätsfern	• neigt zur Tagträumerei	Clematis
	• weil man in Gedanken in der Vergangenheit weilt	Honeysuckle
rechthaberisch	• aus intolerantem Idealismus	Vervain
	• aus Intoleranz	Beech
	• will andere dominieren	Vine
reden	• Angst vor größeren Gruppen zu reden	Larch
	• kommt leicht ins Stottern	Mimulus
	• man will andere unbedingt überzeugen	Vervain
	• redet leise und zaghaft	Larch
	• redet schlecht über andere, um sich aufzuwerten	Larch
	• redet schlecht über sich und seine Leistungen	Larch
	• redet schnell und laut	Impatiens
	• redet viel aus Unsicherheit	Cerato
	• redet viel und laut	Vervain
	• redet viel, um sich beliebt zu machen	Agrimony
	• schnell, nervös und ängstlich	Mimulus
	• ständig, um Aufmerksamkeit auf sich zu ziehen	Heather
Reinlichkeit	• übertriebene Reinlichkeit, Putzteufel	Crab Apple
reizbar	• aus Ungeduld	Impatiens

reizbar	• durch starke Empfindlichkeit und Emotionen	Cherry Plum
	• schon bei Kleinigkeiten ärgerlich	Holly
reserviert	• wirkt arrogant und unnahbar	Water Violet
Resignation	• durch plötzliche, depressive Verstimmung, ohne erkennbaren Grund	Mustard
	• durch Schicksalsschläge	Star of Bethlehem
	• durch starkes Überforderungsgefühl	Hornbeam
	• durch völlige Kraftlosigkeit	Olive
	• lebt nur noch in der Erinnerung	Honeysuckle
	• man hat innerlich aufgegeben	Gorse
	• mit Hoffnungslosigkeit und Verzweiflung	Sweet Chestnut
	• weil man sich nichts mehr vom Leben erhofft	Wild Rose
	• weil man sich unterlegen fühlt	Larch
rigide	• sich selbst gegenüber	Rock Water
	• um den eigenen Willen durchzusetzen	Vine
Rückschritte	• entmutigen sofort	Gentian
rücksichtslos	• aggressiv und lieblos gegenüber anderen	Holly
	• gegen sich selbst, um Idealen treu zu bleiben	Rock Water
	• gegenüber den eigenen Bedürfnissen, zwingt sich ständig zu arbeiten	Oak
	• lässt sich und anderen keine Ruhezeiten	Impatiens
	• um den eigenen Willen durchzusetzen	Vine
ruhelos	• aus missionarischem Übereifer	Vervain
	• aus Schuldgefühlen heraus	Pine
	• aus unerklärlichen Ängsten heraus	Aspen
	• durch angestaute Emotionen	Cherry Plum
	• immer in Eile, gehetzt und ungeduldig	Impatiens
	• ist immer einen Schritt zu weit voraus	Chestnut Bud
	• um nicht zum Nachdenken zu kommen	Agrimony
	• viele Gedanken drängen sich auf, lassen nicht zur Ruhe kommen	White Chestnut
	• weil sie sich immer produzieren müssen	Heather
Sauberkeit	• ist extrem wichtig	Crab Apple
schadenfroh	• aus Neid und Missgunst	Willow
	• man weidet sich am Unglück anderer	Holly
Scham	• durch Schuldgefühle	Pine
	• weil man sich minderwertig fühlt	Larch

REPERTORIUM 10

schicksals-ergeben	• aus Willensschwäche	Centaury
	• man hat keine Hoffnung auf Verbesserung	Gorse
	• weil man innerlich kapituliert hat	Wild Rose
Schlafstörungen	• durch Alpträume	Aspen
	• durch geistige und nervliche Überforderung	Hornbeam
	• durch Groll und Verbitterung	Willow
	• durch konkrete Befürchtungen	Mimulus
	• durch Nervosität, kann von den Aktivitäten nicht abschalten	Impatiens
	• durch Schuldgefühle	Pine
	• durch Sorge um Familienangehörige, die noch nicht zu Hause sind	Red Chestnut
	• durch Sorgen und Grübeln	Agrimony
	• durch tiefe Traurigkeit, ohne Anlass	Mustard
	• durch Überarbeitung	Oak
	• durch Überforderung	Elm
	• durch unbegründete, diffuse Ängste	Aspen
	• durch Wut und Ärger	Holly
	• sorgenvolle Gedanken lassen sich nicht abschalten	White Chestnut
schnell	• denkt und handelt schnell	Impatiens
Schock	• in Ausnahmesituationen	Rock Rose
	• Folgen von Schreck und Schock	Star of Bethlehem
Schreck	• in Ausnahmesituationen	Rock Rose
	• Folgen von Schreck und Schock	Star of Bethlehem
schreien	• durch Schock und Panik	Rock Rose
schüchtern	• aus Ängstlichkeit	Mimulus
	• aus Selbstzweifeln	Larch
Schuld	• man gibt immer anderen die Schuld	Willow
	• Schuldgefühle lassen einen nicht zur Ruhe kommen	White Chestnut
	• sucht immer die Schuld bei sich	Pine
Schwäche	• durch Überarbeitung	Oak
	• geistig ausgelaugt	Hornbeam
	• man will nur noch Ruhe, nur noch Liegen	Olive
	• weil man innerlich resigniert hat	Gorse
	• zu viele Aufgaben, ist „ausgepowert"	Elm
schwelgen	• zieht sich in schöne Erinnerungen zurück	Honeysuckle

129

schwermütig	• plötzlich, ohne erkennbaren Grund	Mustard
sehen, schlecht	• aus mangelndem Interesse an der Umwelt	Clematis
Selbstbeherrschung	• man überarbeitet sich aus Angst, Schwäche zu zeigen	Oak
	• sehr diszipliniert, erlaubt sich keine Fehler	Rock Water
	• um locker und fröhlich zu wirken	Agrimony
Selbstbezogenheit	• ist immer mit sich beschäftigt	Heather
Selbstdarstellung	• sehr wichtig, braucht dafür ein gutes Publikum	Heather
selbstgerecht	• glaubt, man wäre anderen ein Vorbild	Rock Water
	• zweifelt nur an den anderen	Vine
selbstkritisch	• aus Selbstzweifeln	Larch
Selbstmitleid	• fühlt sich ausgenutzt	Chicory
	• fühlt sich ungeliebt	Chicory
	• man fühlt sich nicht genug beachtet	Heather
Selbstverleugnung	• verbirgt wahres Wesen hinter einer Maske	Agrimony
	• weil man es allen recht machen will	Centaury
Selbstvertrauen, geringes	• durch Schuldgefühle	Pine
	• führt zu übertriebener, vorgetäuschter Toleranz	Beech
	• hat dadurch innerlich resigniert	Wild Rose
	• in Umbruchssituationen unsicher	Walnut
	• ist unterwürfig und willensschwach	Centaury
	• ist vorübergehend geschwächt	Elm
	• nach traumatischen Erlebnissen	Star of Bethlehem
	• schwaches Selbstvertrauen führt zu Ratlosigkeit	Cerato
	• wird kompensiert, in dem man andere herabsetzt	Holly
	• wird kompensiert, in dem man sich in den Mittelpunkt drängt	Heather
	• wird überspielt durch künstliche Sorglosigkeit	Agrimony
	• zu geringes Selbstvertrauen durch Minderwertigkeitsgefühl	Larch
sensibel	• übergroße Empfindlichkeit	Aspen
Sexualstörungen	• aus Angst etwas Schlechtes zu tun	Pine
	• durch Angst vor Ansteckung	Crab Apple
	• durch Ängste	Mimulus
	• durch Ekelgefühle	Crab Apple

Sexualstörungen	• durch schlimme Erfahrungen	Star of Bethlehem
	• durch Versagensängste	Larch
sinnlos	• das Leben erscheint sinnlos, das Lebensziel ist noch unklar	Wild Oat
skeptisch	• vermutet, dass es misslingt	Gentian
	• zweifelt an den Fähigkeiten anderer	Vine
Sorgen	• man macht sich zu viele Sorgen um nahestehende Menschen	Red Chestnut
	• man macht sich zu wenige Sorgen um sich selbst	Red Chestnut
	• nicht gemocht zu werden	Agrimony
	• sorgenvolle Gedanken verfolgen einen ständig	White Chestnut
	• zu wenig Aufmerksamkeit zu bekommen	Heather
	• werden hinter einer Fassade der Sorglosigkeit verborgen	Agrimony
Sorglosigkeit	• unecht, künstlich, gespielt	Agrimony
Spannung	• aus Angst	Mimulus
	• durch den Drang sich durchzusetzen	Vine
	• durch missionarischen Übereifer	Vervain
	• durch Ungeduld	Impatiens
	• durch Ungeduld und Hast	Impatiens
	• viele Gedanken drängen sich auf, lassen nicht zur Ruhe kommen	White Chestnut
	• weil Konflikte unterdrückt werden	Agrimony
	• weil man unbedingt durchhalten will	Oak
Spielverderber	• man gönnt anderen ihre gute Laune nicht	Willow
Spontaneität, fehlt	• aus Angst vor Fehlentscheidungen	Cerato
	• man lebt nach Regeln, Programmen, Ideologien	Rock Water
sprunghaft	• schneller Wechsel bei Meinungen und Vorhaben	Scleranthus
starr	• in den Forderungen an die Mitmenschen	Vine
	• in seinen Ansichten und Wertvorstellungen	Beech
	• sich selbst gegenüber	Rock Water
	• will seine Ziele unbedingt erreichen, erschöpft sich dabei	Oak
Stimmung	• grundlos schlechter Laune, niedergeschlagen	Mustard
	• wechselt häufig und rasch	Scleranthus
	• wechselt schnell durch Ungeduld	Impatiens
stolz	• möchte bewundert werden	Heather
	• weil man sich von anderen unabhängig fühlt	Water Violet

Streit	• streitet gerne und heftig	Holly
	• wird vermieden, aus Harmoniebedürftigkeit	Agrimony
streng	• mit anderen	Vine
	• mit sich selbst zu streng	Rock Water
Stress	• durch Ängste	Mimulus
	• durch Übereifer	Vervain
	• durch Ungeduld und Rastlosigkeit	Impatiens
	• man fühlt sich den vielen Aufgaben nicht mehr gewachsen	Elm
	• überschreitet die Grenzen der eigenen Leistungsfähigkeit	Oak
stur	• um den eigenen Willen durchzusetzen	Vine
Tagträume	• flüchtet gerne in eine Fantasiewelt	Clematis
tapfer	• man überarbeitet sich aus Angst, Schwäche zu zeigen	Oak
teilnahmslos	• aus mangelndem Interesse am Leben	Clematis
	• weil man resigniert hat	Gorse
	• weil man sich nichts mehr vom Leben erhofft	Wild Rose
tolerant	• vorgetäuschte Toleranz aus Angst vor Ablehnung	Beech
	• übertrieben tolerant, um sich beliebt zu machen	Agrimony
	• weil einem alles egal ist	Wild Rose
träge	• durch nervliche Erschöpfung und mangelnde Motivation	Hornbeam
	• fühlt sich körperlich träge und schwach	Olive
Trauer	• mit Bitterkeit	Willow
	• nach dem Verlust eines Menschen	Star of Bethlehem
	• Trauer um vergangene Tage	Honeysuckle
Traumata	• die nicht verarbeitet werden können	Star of Bethlehem
träumen	• neigt zu Tagträumereien	Clematis
träumen	• nostalgische Träume von Vergangenem	Honeysuckle
traurig	• durch viel Nachdenken über Vergangenes	Honeysuckle
	• fühlt sich ungeliebt	Chicory
	• tiefe Traurigkeit, ohne Anlass	Mustard
	• weil man für sich nichts mehr vom Leben erhofft	Wild Rose
tyrannisch	• andere sollen es genau so machen, wie man es verlangt	Vine
überarbeitet	• durch Perfektionismus	Crab Apple
	• durch selbstauferlegte hohe Ziele und Ideale	Rock Water

# REPERTORIUM

überarbeitet	• durch zu viel Einsatz für die eigenen Ideale	Vervain
	• man nimmt trotzdem keine Hilfe an	Oak
überdreht	• kommt vor Begeisterung nicht zur Ruhe	Vervain
	• spielt gerne den Pausenclown	Agrimony
übereifrig	• man versucht den Mitmenschen die eigenen Überzeugungen aufzudrängen	Vervain
überempfindlich	• bei zu geringer Anerkennung	Heather
	• durch momentane innere Labilität	Walnut
	• gegen Fehlschläge	Gentian
	• gegen Lieblosigkeit und Undankbarkeit	Chicory
	• gegen starke Eindrücke	Mimulus
	• gegenüber Kritik	Larch
	• gegenüber Streit und Disharmonie	Agrimony
	• was Sauberkeit und Ordnung angeht	Crab Apple
	• weil sehr sensibel, „feine Antennen"	Aspen
überfordert	• alles wird zuviel, hat sich viel aufgeladen	Elm
	• dann fühlt man sich ganz schwach, will nur noch Ruhe	Olive
	• fühlt sich schon beim Gedanken an eine bestimmte Tätigkeit überfordert	Hornbeam
	• man nimmt trotzdem keine Hilfe an	Oak
	• weil man sich selbst nichts zutraut	Larch
überkritisch	• gegenüber Menschen und Umständen	Beech
Überlegenheitsgefühl	• gegenüber langsameren Menschen	Impatiens
	• man erscheint durch Distanziertheit arrogant	Water Violet
	• weil man seine Ideale anderen aufdrängen möchte	Vervain
	• weil man so diszipliniert ist	Rock Water
übersensibel	• überspanntes Wahrnehmungsvermögen	Aspen
Übersinnliches	• fasziniert und macht gleichzeitig Angst	Aspen
überwältigt	• durch panische Angst	Rock Rose
	• von seinen aufgestauten Gefühlen	Cherry Plum
unaufmerksam	• durch Gedanken an die Vergangenheit	Honeysuckle
	• durch geistige Abwesenheit, Träumerei	Clematis
	• man ist häufig nicht bei der Sache	Chestnut Bud
unausgeglichen	• ändert schnell die Meinung	Scleranthus
	• durch größere Veränderungen der Lebensumstände	Walnut
	• weil die Richtung im Leben fehlt	Wild Oat

unbeholfen	• beschäftigt sich nicht gerne mit praktischen Dingen	Clematis
unbekümmert	• unecht, künstlich, gespielt	Agrimony
unberechenbar	• ändert schnell die Meinung	Scleranthus
unbeständig	• ändert ständig die Meinung, Stimmung	Scleranthus
	• getroffene Entscheidungen werden angezweifelt	Walnut
	• weil die Richtung im Leben fehlt	Wild Oat
	• weil ein klares Konzept fehlt	Wild Oat
undankbar	• findet andere undankbar	Chicory
	• nimmt Hilfe für selbstverständlich	Willow
unecht	• um Konflikte zu vermeiden	Agrimony
unehrlich	• um im Mittelpunkt zu stehen	Heather
	• um Konflikte zu vermeiden	Agrimony
unentschieden	• man ist sich unklar, was man mit seinem Leben anfangen möchte	Wild Oat
	• muss immer andere um Rat fragen	Cerato
unfallgefährdet	• durch Hektik und Ungeduld	Impatiens
	• durch Tagträumerei	Clematis
	• lernt nicht aus Erfahrungen	Chestnut Bud
unflexibel	• kann sich nicht in andere Menschen hinein versetzen	Beech
	• man unterwirft sich Dogmen und Regeln	Rock Water
	• will seine Ziele unbedingt erreichen, erschöpft sich dabei	Oak
ungeduldig	• kann nicht abwarten	Impatiens
	• wenn andere nicht tun was man will	Vine
	• wenn andere sich nicht überzeugen lassen	Vervain
	• wenn man nicht genügend Aufmerksamkeit bekommt	Heather
ungerecht	• lässt nur die eigene Meinung gelten	Beech
	• um den eigenen Willen durchzusetzen	Vine
ungeschickt	• beschäftigt sich nicht gerne mit praktischen Dingen	Clematis
	• lernt nicht aus gemachten Erfahrungen	Chestnut Bud
unkonzentriert	• aus Ungeduld und Ruhelosigkeit	Impatiens
	• durch sich aufdrängende Gedanken	White Chestnut
	• durch sprunghafte Gedanken	Scleranthus
	• durch Tagträumerei	Clematis

unkonzentriert	• man ist häufig nicht bei der Sache	Chestnut Bud
	• weil man in der Vergangenheit lebt	Honeysuckle
	• weil man kein Interesse am Leben mehr hat	Wild Rose
unnachgiebig	• in den Ansichten und Wertvorstellungen	Beech
	• in den Forderungen an die Mitmenschen	Vine
	• sich selbst gegenüber	Rock Water
	• will seine Ziele unbedingt erreichen, erschöpft sich dabei	Oak
unnahbar	• weil man viel Distanz zu anderen wahrt	Water Violet
unnatürlich	• Verhalten wirkt unecht	Agrimony
Unordnung	• durch Desinteresse am Leben, Resignation	Wild Rose
	• weil man kein Interesse an der Umwelt hat, aus Tagträumerei	Clematis
unrein	• fühlt sich beschmutzt	Crab Apple
unruhig	• aus schlechtem Gewissen heraus	Pine
	• durch missionarischen Übereifer, andere überzeugen wollen	Vervain
	• durch unerklärliche Ängste	Aspen
	• durch Ungeduld	Impatiens
	• man ist immer schon einen Schritt weiter	Chestnut Bud
	• um nicht zum Nachdenken zu kommen	Agrimony
	• viele Gedanken drängen sich auf, lassen nicht zur Ruhe kommen	White Chestnut
	• wenn man nicht im Mittelpunkt steht	Heather
unschlüssig	• aus Angst vor Fehlentscheidungen	Larch
	• bei Entscheidungen unsicher	Scleranthus
	• man fragt oft andere um Rat	Cerato
	• was man mit seinem Leben anfangen soll	Wild Oat
unselbstständig	• aus mangelndem Selbstwertgefühl	Larch
	• durch Willensschwäche	Centaury
	• vertraut nicht der eigenen Urteilsfähigkeit	Cerato
Unsicherheit	• ob man genügend beachtet wird	Heather
	• aus Ängstlichkeit	Mimulus
	• aus Schuldgefühlen	Pine
	• bei Entscheidungen unsicher, sucht aber keinen Rat	Scleranthus
	• durch fehlendes Vertrauen und mangelnden Glauben	Gentian
	• durch mangelnde Wahrnehmung	Chestnut Bud

Unsicherheit	• fragt ständig andere um Rat	Cerato
	• man ist oft unsicher, ob eine getroffene Entscheidung richtig ist	Walnut
	• nach traumatischen Erlebnissen	Star of Bethlehem
	• vorübergehend, bei Neuanfängen	Walnut
	• vorübergehende Unsicherheit, ob man es auch schafft	Elm
	• wenn man beobachtet wird	Larch
	• wird überspielt	Agrimony
unterdrückt	• die Angehörigen durch übermäßige Fürsorglichkeit	Chicory
	• die Mitmenschen, um den eigenen Willen durchzusetzen	Vine
	• die eigenen Bedürfnisse, um seinen Idealen gerecht zu werden	Rock Water
	• quälende Gedanken	Agrimony
	• wird unterdrückt, weil man sich aus Willensschwäche nicht durchsetzen kann	Centaury
Unterlegenheits-gefühl	• aus mangelndem Selbstwertgefühl	Larch
Unterordnung	• ordnet sich willensstarken Menschen unter	Centaury
unterwürfig	• aus Ängstlichkeit	Mimulus
	• aus Schuldgefühlen	Pine
	• durch mangelndes Selbstvertrauen	Larch
	• erwartet nichts mehr vom eigenen Leben	Wild Rose
	• ordnet sich willensstarken Menschen unter	Centaury
unversöhnlich	• man kann nicht vergeben, ist verbittert	Willow
	• Vergangenes lässt einen nicht los	Honeysuckle
unwohl	• an bestimmten Orten, durch unerklärliche Ängste	Aspen
	• durch konkrete Ängste	Mimulus
	• in Gegenwart bestimmter Menschen	Aspen
	• wenn man im Mittelpunkt des Interesses steht	Larch
unzufrieden	• die Mitmenschen handeln nicht nach den eigenen Vorstellungen	Beech
	• grundlos mit den eigenen Leistungen unzufrieden, fühlen sich schuldig	Pine
	• mit sich selbst	Larch

REPERTORIUM **10**

unzufrieden	• mit sich und dem Alltag unzufrieden, weil man sich ständig überfordert fühlt	Hornbeam
	• weil andere undankbar erscheinen	Chicory
	• weil man für sich keine Ziele im Leben findet	Wild Oat
	• wenn man den eigenen, hohen Erwartungen nicht entspricht	Rock Water
unzuverlässig	• ändert ständig die Meinung, Stimmung	Scleranthus
Urteilskraft	• vertraut nicht in eigenes Wissen und auf die innere Intuition	Cerato
Verantwortung	• hohe Ideale und Moralvorstellungen für sich selbst	Rock Water
	• hohes Verantwortungsbewusstsein belastet	Elm
	• man fühlt sich für alle Fehler verantwortlich	Pine
	• übermäßiges Verantwortungsgefühl und Pflichtbewusstsein	Oak
verbittert	• durch anhaltende negative Gefühle	Holly
	• mit Groll	Willow
verdächtigen	• unterstellt anderen schlechte Absichtigen	Holly
Verdrängung	• von Kummer und Sorgen	Agrimony
Vereinnahmung	• Familienangehörige werden vereinnahmt	Chicory
Verfolgungs-angst		Aspen
Vergangenheit	• lässt einen nicht los	Honeysuckle
vergesslich	• alles Unangenehme wird verdrängt	Agrimony
	• durch geistige und nervliche Erschöpfung	Hornbeam
	• durch ständiges Denken an die Vergangenheit	Honeysuckle
	• durch Träumerei	Clematis
	• Gelerntes prägt sich nur oberflächlich ein, man erwartet nichts mehr vom Leben	Chestnut But
	• weil einen nichts mehr interessiert	Wild Rose
vergiftet	• fühlt sich vergiftet	Crab Apple
verkrampft	• aus Angst	Mimulus
	• aus mangelndem Selbstwertgefühl	Larch
	• durch den Drang sich durchzusetzen	Vine
	• durch Ungeduld und Hast	Impatiens
	• durch zu viel Einsatz für die eigenen Ideale	Vervain
	• weil Konflikte unterdrückt werden	Agrimony
	• weil man alles perfekt machen will	Rock Water

verkrampft	• weil man unbedingt durchhalten will	Oak
vernachlässigt	• fühlt sich vernachlässigt	Chicory
Versagensängste	• man fühlt sich schuldig, glaubt versagt zu haben	Pine
	• trotz sonstiger Stärke und Mut	Elm
Versäumnisse	• man fühlt sich schuldig, glaubt versagt zu haben	Pine
Vertrauen	• traut nicht der eigenen Urteilsfähigkeit	Cerato
	• vertraut nicht, dass etwas gut ausgehen wird	Gentian
verunreinigt	• fühlt sich beschmutzt	Crab Apple
verunsichert	• fragt ständig andere um Rat	Cerato
	• man ist oft unsicher, ob eine getroffene Entscheidung richtig ist	Walnut
	• vorübergehend, bei Neuanfängen	Walnut
verzagt	• nach kleineren Misserfolgen	Gentian
	• aus Selbstzweifeln	Larch
	• vor Prüfungen und neuen Anforderungen	Elm
Verzicht	• aus Strenge gegen sich selbst	Rock Water
	• um die Harmonie nicht zu gefährden	Agrimony
verzweifelt	• durch kaum beherrschbare innere Spannungen	Cherry Plum
	• durch unverarbeitete schlimme Erlebnisse	Star of Bethlehem
	• durch zu hohe eigene Leistungserwartung	Elm
	• total verzweifelt, ohne es anderen Menschen zu zeigen	Sweet Chestnut
	• weil man glaubt Fehler begangen zu haben	Pine
Vorahnungen	• die Angst machen	Aspen
	• dass Angehörigen etwas Schlimmes passieren könnte	Red Chestnut
vorschnell	• Entscheidungen werden aus Ungeduld überstürzt	Impatiens
Vorurteile	• intolerantes, enges Weltbild	Beech
Vorwürfe	• durch hohe Erwartungen an sich selbst	Rock Water
	• macht anderen aus mangelndem Einfühlungsvermögen ständig Vorwürfe	Beech
	• man fühlt sich schuldig	Pine
	• man gibt immer anderen die Schuld	Willow
	• man würde nicht genug geliebt	Chicory
	• wirft anderen vor, zu langsam zu sein	Impatiens
Wahnideen	• sich immer wieder aufdrängende Gedanken	White Chestnut
Wahrsager	• werden zur Entscheidungsfindung herangezogen	Cerato

wankelmütig	• folgt wechselnden Ratschlägen; Kranke wechseln häufig Therapien und Therapeuten	Cerato
	• schneller Wechsel bei Meinungen und Vorhaben	Scleranthus
Waschzwang	• fühlt sich ständig schmutzig	Crab Apple
Wehmut	• durch übermächtige Erinnerungen	Honeysuckle
weinen	• durch traurige Erinnerungen	Honeysuckle
	• durch unverarbeitete Traumen	Star of Bethlehem
	• man muss immer wieder weinen, ohne Anlass	Mustard
	• unkontrolliertes Weinen durch Schock	Rock Rose
Weltschmerz	• plötzlich, ohne Grund	Mustard
Widerstände	• duldet keinen Widerstand, aus Machtanspruch	Vine
	• will Hindernisse unbedingt überwinden, überfordert sich dadurch	Oak
willensschwach	• hat keinen Mut, eigenen Willen durchzusetzen	Centaury
	• man lässt sich leicht entmutigen	Gentian
	• weil keine Hoffnung mehr da ist	Gorse
	• weil man vom Leben nichts mehr erwartet	Wild Rose
Willenstärke	• erlegt sich strikte Programme und Regeln auf	Rock Water
	• man zwingt anderen den eigenen Willen auf	Vine
	• Selbstdisziplin führt zu Überarbeitung	Oak
Wissen	• wird gesammelt, ohne Nutzen daraus zu ziehen	Cerato
Witzbold	• spielt den Witzbold um sich beliebt zu machen	Agrimony
Workaholic	• aus Begeisterung und Übereifer	Vervain
	• um sich nicht mit den eigenen Problemen und Gefühlen beschäftigen zu müssen	Agrimony
	• zwanghafte Neigung etwas zu leisten	Oak
wütend	• „heiliger Zorn", weil man zu wissen meint, was richtig und was falsch ist	Vervain
	• aus Ungeduld	Impatiens
	• man wird rasch wütend	Holly
	• starke Wut, lässt fast die Selbstbeherrschung verlieren	Cherry Plum
	• über eigene Fehler	Larch
	• wenn andere sich nicht unterordnen, nicht gehorchen	Vine
	• wenn es nicht schnell genug geht	Impatiens
zaghaft	• aus Ängstlichkeit	Mimulus
	• aus mangelndem Selbstvertrauen	Larch

zaghaft	• unsicher ob eine getroffene Entscheidung richtig war	Walnut
Zerrissenheit	• kann sich für nichts entscheiden	Cerato
	• unfähig sich zu entscheiden, durch wechselnde Meinungen	Scleranthus
	• weil man noch keine befriedigenden Lebenziele gefunden hat	Wild Oat
ziellos	• man sucht seine Lebensaufgabe, findet sie aber nicht	Wild Oat
	• wie eine Fahne im Wind	Scleranthus
zittern	• vor Angst, „wie Espenlaub"	Aspen
zögerlich	• aus Angst	Mimulus
	• aus mangelndem Selbstvertrauen	Larch
	• man ist oft unsicher, ob eine getroffene Entscheidung richtig ist	Walnut
	• vorübergehend, bei Neuanfängen	Elm
zornig	• „heiliger Zorn", weil zu wissen meint, was richtig und falsch ist	Vervain
	• aus Lieblosigkeit und Aggressivität	Holly
	• über das Verhalten anderer	Beech
	• wegen seinem vermeintlich besonders schweren Schicksal	Willow
	• weil etwas zu lange dauert	Impatiens
	• wenn andere sich nicht unterordnen, nicht gehorchen	Vine
	• Wutausbruch durch aufgestauten Ärger	Cherry Plum
zuhören	• fällt schwer, man ist zu sehr mit sich beschäftigt	Heather
	• kann aus Ungeduld nicht zuhören	Impatiens
zurückhaltend	• aus Angst	Mimulus
	• aus innerer Distanz	Water Violet
	• aus Selbstzweifeln	Larch
zwanghaft	• unterwirft sich strengen Normen und Regeln	Rock Water
	• zwanghafte Sauberkeit und Ordnung	Crab Apple
Zwangsgedanken	• Gedanken kreisen ständig um bestimmte Themen	White Chestnut
Zweifel	• bezweifelt ständig die eigene Meinung	Cerato
	• man hält die eigenen Leistungen für ungenügend	Pine
	• ob man dem Alltag gewachsen ist	Hornbeam

Zweifel	• schon durch kleine Rückschläge	Gentian
	• zweifelt an den Fähigkeiten anderer	Vine
	• zweifelt an sich selbst	Larch
	• zweifelt plötzlich, ob die übernommenen Aufgaben bewältigt werden können	Elm

Literaturverzeichnis

Aas, G., Riedmüller, A. (1998): Bäume, 9. Aufl., Gräfe & Unzer Verlag, München

Alber-Klein, C., Hornberger, R. (1996): Das Bach-Blüten-Buch für die Familie. Kinder und Eltern entdecken sich selbst, 1. Aufl., Herder Verlag, Freiburg

Bach, E. (2006): Die Bach-Blütentherapie. Entstehung, Grundlagen und Praxis, 1. Aufl. Droemer/Knaur Verlag, München

Bach, E., Scheffer, M. (2004): Blumen, die durch die Seele heilen. Ausgewählte Originalschriften, 1. Aufl., Ullstein Taschenbuch Verlag, Berlin

Bach, E. (2003): Gesammelte Werke, Von der Homöopathie zur Bach-Blütentherapie. 5. Aufl., Aquamarin Verlag, Grafing

Bach, E., Petersen, J.-E. R. (2000): Heile dich selbst mit den Bachblüten, Droemer/Knaur Verlag, München

Bach, E. (2000): Heile dich selbst, 1. Aufl., Hugendubel Verlag, Kreuzlingen, München

Bach, E. (1998): Heile dich selbst: Die 38 Bachblüten, Goldmann Verlag, München

Blome, G. (2004): Das neue Bach-Blütenbuch, 2. Aufl., VAK-Verlag

Hecker, U. (2006): Bäume und Sträucher, Der zuverlässige Naturführer, 4. Aufl., BLV Verlag, München, Wien, Zürich

Maly, I. (1997): Bachblüten als Chance und Hilfe, Nachdruck, Eigenverlag

Scheffer, M. (2006): Die Original Bach-Blüten Therapie, Neuaufl., Hugendubel Verlag, Kreuzlingen, München

Scheffer, M. (2003): Der Original Bach-Blüten Check-up. Das Kartenset zur einfachen Anwendung der Bach-Blütentherapie, Heinrich Hugendubel Verlag, Kreuzlingen/München

Schmeil, O., Fitschen, J., Seibold, S. (2006): Flora von Deutschland und angrenzenden Ländern, 93. Aufl., Quelle & Meyer Verlag, Heidelberg

Schmidt, S. (2002): Bach-Blüten, Essenzen für die Seele, 13. Aufl., Gräfe & Unzer Verlag, München

Thelen, B. (2003): Bach-Blüten Pocket, 2. Aufl., Börm Bruckmeier Verlag, Grünwald

Bildnachweis

Botanik-Bild-Archiv Hans E. Laux, Biberach/Riß:

1 Agrimony, 2 Aspen, 3 Beech, 4 Centaury, 5 Cerato, 6 Cherry Plum, 8 Chicory, 9 Clematis, 11 Elm, 13 Gorse, 14 Heather, 15 Holly, 16 Honeysuckle, 17 Hornbeam, 18 Impatiens, 19 Larch, 20 Mimulus, 21 Mustard, 22 Oak, 23 Olive, 24 Pine, 25 Red Chestnut, 26 Rock Rose, 28 Scleranthus, 29 Star of Bethlehem, 31 Vervain, 32 Vine, 33 Walnut, 34 Water Violet, 35 White Chestnut, 37 Wild Rose, 38 Willow

Dr. Wolfram Buff, Biberach/Riß:

7 Chestnut Bud, 12 Gentian, 30 Sweet Chestnut

Flowerpower – Regina Hornberger, Tübingen:

10 Crab Apple, 36 Wild Oat

Matthias Eisele, Tübingen:

27 Rock Water

Sachregister

A

Ackersenf 68
Aesculus carnea 76
Aesculus hippocastanum 40, 96
Agrimonia eupatoria 28
Agrimony 14, **28**
Anwendung 21
–, äußerlich, innerlich 22
Apotheke, gesetzliche Rahmenbedingungen 24
Apothekenbetriebsordnung 24
Apothekenpflicht 24
Arzneimittelgesetz 24
Aspen 14, **30**
Auflagen 22
Äußerliche Anwendung 22
Auswahl der geeigneten Essenzen 21

B

Bach, Edward Dr. 9
–, Biographie 9
–, naturwissenschaftliche Grundlage 8
Bach-Blüten, Bildkarten 21
–, Übersichtsdarstellung 14
Bach-Blüten-Beschreibungen, Erläuterungen 25
Bach-Blütenessenzen, Herstellung 20
Bach-Blüten-Kartensets 21
Bach-Blütentherapie, Grundlagen 12
Basislösung, Herstellung 22
Beech 14, **32**
Behandlungslösung 21
–, Herstellung 22

Besenheide 54
Biographie Dr. Bach 9
Bitterer Enzian 50
Bleiwurz 36
Blütenmischung 22
Botanik 25
Bromus ramosus 98

C

Calluna vulgaris 54
Carpinus betulus 60
Castanea sativa 86
Centaurium umbellatum 34
Centaury 14, **34**
Cerato 14, **36**
Ceratostigma willmottiana 36
Cherry Plum 15, **38**,104
Chestnut Bud 15, **40**
Chicory 15, **42**
Cichorium intybus 42
Clematis 15, **44**, 104
Clematis vitalba 44
Crab Apple 15, **46**
Cremes 22

D

Dokumentation 24
Dosierung 21, 23
Dotterweide 102

E

Edelkastanie 86
Einnahmehäufigkeit 23

SACHREGISTER

Einnahmemenge   23
Einzelbestellung   24
Eisenkraut, Echtes   88
Elm   15, **48**
Espe   30
Esskastanie   86

F
Fagus sylvatica   32
Föhre   74

G
Gauklerblume, Gefleckte   66
Geißblatt, Wohlriechendes   58
Gemeine Rosskastanie, Knospe   40
Gemeine Wegwarte   42
Gemütszustände, Verzeichnis   **105 ff.**
Gentian   15, **50**
Gentiana amarella   50
Gesetzliche Rahmenbedingungen   24
Gorse   16, **52**

H
Haar-Ulme   48
Hainbuche   60
Hauptgruppen der Blütenessenzen   **12**
Heather   16, **54**
Heckenrose   100
Heidekraut   54
Helianthemum nummularium   78
Herstellung   20
–, Kochmethode   **20**
–, Sonnenmethode   **20**
Herstellungsmethode   25
Holly   16, **56**
Holzapfel   46
Honeysuckle   16, **58**
Hornbeam   16, **60**
Hornkraut   36
Hottonia palustris   94
Hundsrose   100

I
Ilex aquifolium   56
Impatiens   16, **62**, 104
Impatiens glandulifera   62

Import   24
Innere Anwendung   22

J
Jelängerjelieber   58
Juglans regia   92

K
Kastanie, Rote   76
Kirschpflaume   38
Knäuel, Einjähriger   82
Kochmethode   20

L
Larch   16, **64**
Lärche, Europäische   64
Larix decidua   64
Literaturverzeichnis   142
Lonicera caprifolium   58
Lotionen   22

M
Malus pumila   46
Milchstern, Doldiger   84
Mimulus   17, **66**
Mimulus guttatus   66
Mustard   17, **68**

N
Notfall-Tropfen   **104**

O
Oak   17, **70**
Odermennig, Gemeiner   28
Olea europea   72
Olive   17, **72**
Ornithogalum umbellatum   84

P
Paradiesapfel   46
Pine   17, **74**
Pinus sylvestris   74
Populus tremula   30
Prellungen   104
Prunus cerasifera   38
Purpurkastanie   76

Q
Quellwasser 80
Quercus robur 70
Quetschungen 104

R
Rechtliche Grundlagen 24
Red Chestnut 17, **76**
Repertorium **105 ff.**
Rescue-Creme 22, 104
Rescue-Remedy **104**
Rescue-Tropfen **104**
Rezepturmäßige Herstellung 24
Rock Rose 17, **78**, 104
Rock Water 18, **80**
Rosa canina 100
Rosskastanie, Gemeine 40, 96
Rotbuche 32

S
Salix alba var. *vitellina* 102
Scleranthus 18, **82**
Scleranthus annuus 82
Seelenzustand, Kurzcharakteristik 25
Sinapis arvensis 68
Sonnenmethode 20
Sonnenröschen, Gelbes 78
Springkraut, Drüsiges 62
Star of Bethlehem 18, **84**, 104
Stechginster 52
Stechpalme 56
Stieleiche 70
Stockbottle 22
Sweet Chestnut 18, **86**

T
Tausendgüldenkraut 34

U
Überdosierungen 23
Übersichtsdarstellung **14**
Ulex europaeus 52
Ulme, Englische 48
Ulmus procera 48

V
Verbena officinalis 88
Vervain 18, **88**
Verzeichnis der Gemütszustände **105 ff.**
Vine 18, **90**
Vitis vinifera 90
Vorratshaltung 24

W
Waldkiefer 74
Waldrebe 44
Waldtrespe, Wilde 98
Walnussbaum, Echter 92
Walnut 18, **92**
Wasserfeder 94
Wasserglasmethode 22
Water Violet 19, **94**
Weide, Gelbe 102
Weinrebe 90
Weißbuche 60
White Chestnut 19, **96**
Wickel 22
Wild Oat 19, **98**
Wild Rose 19, **100**
Willow 19, **102**
Wirkungsrichtung 25

Z
Zitterpappel 30
Zwergapfel 46

Die Autoren

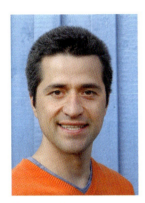

Matthias Eisele

Geboren 1968, Pharmaziestudium an der Universität Tübingen. 1994 Approbation als Apotheker. Seit 1996 in öffentlichen Apotheken tätig. Fachapotheker für Offizin-Pharmazie, Heilpraktiker und Yoga-Lehrer BDY/EYU. Fachausbildung für klassische Homöopathie.

Mitautor des „Kitteltaschenbuch Homöopathie", erschienen im Deutschen Apotheker Verlag.

Die intensive Beschäftigung mit den vielseitigen Aspekten von Krankheit und Heilung lenkten sein Interesse auf die Bach-Blütentherapie. Hier fand er ein geeignetes System und die entsprechenden Arzneimittel, um krankmachende Gemütszustände unterstützend zu behandeln.

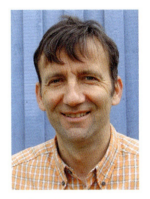

Arndt Spieth

Geboren 1962, Diplom-Geografiestudium mit Botanik und Geologie an der Universität Tübingen und Durham (GB). Schwerpunkte der abschließenden Diplomarbeit waren botanische und ökologische Untersuchungen. Anschließend Shiatsu-Ausbildung an der IOKAI Académie d'Europe.

Seit 1994 beschäftigt er sich zunehmend mit der positiven Wirkung der Blüten auf die Psyche des Menschen im Rahmen der Blütenlehre Dr. Edward Bachs sowie mit der Traditionellen Chinesischen Medizin, die ebenfalls die Wechselwirkungen zwischen Seele und Körper kennt.

Duftende Rezepte

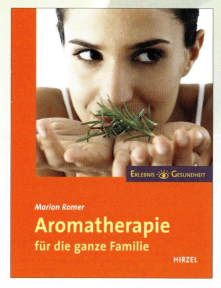

Von Marion Romer
**Aromatherapie
für die ganze Familie**

216 Seiten. 113 Abbildungen, 28 Tabellen, 104 Rezeptur-empfehlungen.
(Erlebnis Gesundheit).
Broschur mit eingeschlagenen Klappen.
ISBN 978-3-7776-1442-7

Eukalyptusöl befreit die Atemwege, Rosenduft entspannt und Kümmel regt den Appetit an: Die ätherischen Öle sind überraschend vielseitig, und längst haben wissenschaftliche Untersuchungen ihre Wirksamkeit bei zahlreichen Beschwerden des Alltags bestätigt.

Als Apothekerin, Aromatherapeutin und Mutter von drei Kindern gibt die Autorin wertvolle Praxistipps:
• Woran erkenne ich die gute Qualität der Öle?
• Wie wende ich sie richtig an?
• Bei welchen Beschwerden helfen sie?

Ob Bäuchleinöl für das Baby, Migränemittel für die gestresste Mutter oder Duftmischung für einen erholsamen Schlaf. Wählen Sie aus über 100 bewährten Rezepturen und nutzen Sie die natürlichen Düfte für mehr Gesundheit in der ganzen Familie.

Vom Neuling zum Fachmann

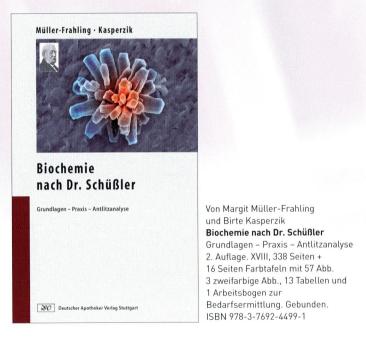

Von Margit Müller-Frahling
und Birte Kasperzik
Biochemie nach Dr. Schüßler
Grundlagen – Praxis – Antlitzanalyse
2. Auflage. XVIII, 338 Seiten +
16 Seiten Farbtafeln mit 57 Abb.
3 zweifarbige Abb., 13 Tabellen und
1 Arbeitsbogen zur
Bedarfsermittlung. Gebunden.
ISBN 978-3-7692-4499-1

Zur Prophylaxe und bei Beschwerden, chronisch oder akut:
Mit Schüßler-Salzen blüht man auf! Doch welcher Mineralstoff ist
der richtige?
- Trockene Augen, bellender Husten, quälende Wadenkrämpfe –
  die Beschwerden des Patienten führen zum passenden Mittel.
- Wangenröte, Tränensäcke, rissige Lippen – das Gesicht enthüllt
  Informationen, die die Diagnose sichern.
- Welche Dosierung? – Über 1000 Einnahmepläne geben rasche
  Orientierung!

Fachlich fundiert und mit Praxiserfahrung kombiniert liefern die
Autorinnen Grundlagen und Aufbauwissen. Eilige finden im lexikalischen Teil Sofortinformationen. Interessierte vertiefen ihre Kenntnisse
im Fachteil.
So wird der Genesungsprozess richtig begleitet!

Kleine Dosis – große Wirkung!

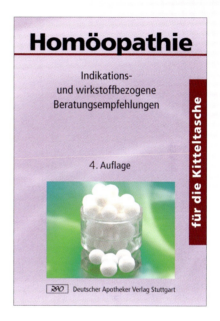

Von Matthias Eisele, u.a.
**Homöopathie
für die Kitteltasche**
Indikations- und wirkstoff-
bezogene Beratungs-
empfehlungen
4. Auflage. 344 Seiten.
Kunststoff flexibel.
ISBN 978-3-7692-3961-4

Körpereigene Abwehrkräfte mobilisieren und damit die Krankheit an der Wurzel packen: so funktioniert Homöopathie.
Der Bestseller im Taschenformat

- weist in Teil I für 100 häufige Beschwerden den Weg zur richtigen homöopathischen Arznei,
- bietet in Teil II geballtes Wissen zu den 144 wichtigsten homöopathischen Mitteln, wie bewährte Indikationen, Charakteristika und Modalitäten.

Enthalten ist eine Liste der oft eingesetzten Mittel. Individuell ergänzt bieten sie die ideale Grundlage für eine homöopathische Hausapotheke. Hilfe zur Selbsthilfe – durch schnelles Nachschlagen zur richtigen Therapie.